採用難でもよい人材を確保するヒント

スタッフ採用これが決め手

Part 2

デンタルダイヤモンド社編集部・編

Dd デンタルダイヤモンド社

刊行にあたって

　弊社は歯科専門の出版社として、臨床のみならず歯科医院経営に関する書籍を多数出版してきました。なかでも毎回反響をいただくのが「求人・採用」に関する企画です。時代、規模、立地を問わず、必要十分な人材確保は院長にとってつねに悩みの種であり、「どうすればよい人を採れるの？」という課題は、歯科医院経営のなかで大きな比重を占め続けていると思われます。

　折しも令和の時代に入り、あらゆる業界で深刻な人材不足が叫ばれています。歯科業界も例外ではなく、歯科衛生士の就業者数はほぼ横ばいであるにもかかわらず、求人倍率は年々増加し、ここ数年は20倍以上で推移しています。都市部への人口流入により、郊外では応募の少なさに苦慮し、都市部では過密化によって人材の奪い合いが顕著です。

　「求人を出しても応募がこない」

　「予算をかけて求人を行いやっと採用した人がすぐに辞めてしまった」

　こうした悩みの答えとなり得るのが「うまくいっている歯科医院から学び、真似ること」ではないでしょうか。

　もちろん、読者の先生方の歯科医院がおかれた状況は千差万別、悩まれている内容も十人十色。そこで、北海道から九州までの全国津々浦々、さまざまな歯科医院の「求人・採用」に関する実例集としてまとめられたのが本書であり、好評いただいた前書『スタッフ採用これが決め手 23の成功歯科医院 マネジメントセオリー』の第2弾にあたります。

　今回は「住宅地／郊外／都市部／職場環境／定着／教育」といった、各記事の歯科医院の属性や内容をタグづけしており、読者の"ヒント"になる事例がどこで語られているか、よりわかりやすく編集しています。

　「よそのやり方が気になる」という方にも、「どこも苦労しているのだな」と共感したい方にもお勧めできる内容です。

　本書が読者諸氏の理想とする歯科医院づくりの一助となりましたら、幸甚に存じます。

2024年10月

デンタルダイヤモンド社 編集部

採用難でもよい人材を確保するヒント
スタッフ採用これが決め手 Part 2

Chapter 1　北海道・東北地方

008　❶ 医療法人 瑛雄会 高松歯科医院
一人ひとりが輝ける歯科医療チームづくり
高松雄一郎

014　❷ 医療法人 潤心会 神の前キッズデンタルパーク／神の前歯科医院
「ここをやめたらもったいない」とスタッフが思う職場づくり
一方井友望・鈴木千枝子

020　❸ ライフタウン歯科クリニック
チームの一員として各人が輝ける環境を整備する
熊谷俊也

Chapter 2　関東地方

028　❶ しみずデンタルクリニック
ビジョンに基づき、安心して働ける労働環境を整備する
清水裕之

034　❷ デンタルクリニックK
よりよい結果を得るために、あえて厳しい道を選ぶ
渥美克幸

040　❸ わたなべ歯科
自ら成長していくことをサポートする。それが院長の唯一の仕事
渡辺 勝

046　❹ 斉藤歯科医院
医院承継からの思い切った医院改革
北沢 伊

052　❺ 医療法人社団 麗歯会 石谷歯科医院
歯周病予防・治療を中心とした診療スタイルの確立
石谷昇司

058 **❻ 医療法人社団すみれ会 サクラパーク野本歯科**
予防から総合歯科治療まで完全バリアフリーの働きやすい環境
野本秀材

064 **❼ 西池袋 TK デンタルクリニック**
好立地が人を引き寄せ絶妙な距離感が定着を促す
武末秀剛

070 **❽ 医療法人千志会 毛呂歯科医院**
大切なのは長く定着してもらうこと
毛呂文紀

Chapter 3 中部地方

078 **❶ 医療法人社団八龍会すずき歯科医院**
人生は一度しかない。悔いのない歯科医師人生を
鈴木 龍

084 **❷ 医療法人翠章会 すまいる歯科**
脳科学を活用した魔法の質問で求職者の本質を見極める
山村洋志明

090 **❸ 医療法人 ふき歯科クリニック**
終身雇用医院を作る！ ホワイト企業化を推進！
河内洋順

096 **❹ 医療法人社団崇桜会 若林歯科**
採用コストを惜しまず求職者との接点を増やす
米崎広崇

Chapter 4 近畿地方

104 **❶ 医療法人隆歩会 あゆみ歯科クリニック**
人生の波を共有し、長期雇用者を一人ずつ積み上げる
福原隆久

110 **❷ 医療法人時和会 クレモト歯科なんば診療所**
先輩・同期・後輩がいる3階層の組織づくりを推進
呉本勝隆・石田菜摘

116 ❸ 医療法人 賢山会 しまだ歯科クリニック
人材採用は技術！
ポイントを押さえればよい人材の獲得は可能！
島田賢二

122 ❹ やすみつ歯科クリニック
院長のコア・バリューに沿った人材かを慎重に確認
安光崇洋

128 ❺ 医療法人社団 むらまつ歯科クリニック
人間力教育が魅力ある人材を育て、人を呼び寄せる
村松崇稔

Chapter 5 四国地方

136 ❶ 医療法人 和田歯科医院
スタッフの採用・成長は歯科医院の成長そのもの
和田匡史

142 ❷ 浪越歯科医院
患者さんに長く寄り添うことに幸せと誇りを感じる
浪越建男

Chapter 6 九州地方

150 ❶ 医療法人社団 花咲 あすはな歯科医院
「二次選考」で入職希望者の適性をじっくりと確認
中野真紀

156 ❷ 医療法人はなだ歯科クリニック
調和を大切にしたスタッフ採用が歯科医院を安定化させる
花田真也・井吉美香

162 ❸ 医療法人 NATURAL TEETH
スタッフ雇用難時代に衰退しない歯科医院づくり
高﨑智也

表紙デザイン：株式会社シンクロ

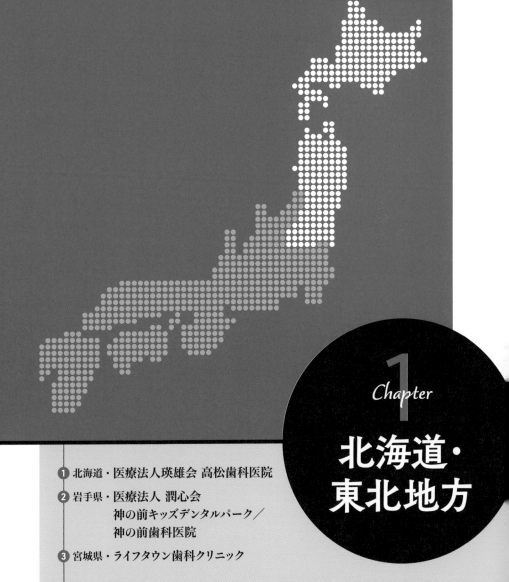

Chapter 1
北海道・東北地方

① 北海道・医療法人瑛雄会 高松歯科医院
② 岩手県・医療法人 潤心会
　　神の前キッズデンタルパーク／
　　神の前歯科医院
③ 宮城県・ライフタウン歯科クリニック

Chapter 1　北海道・東北地方 ❶

一人ひとりが輝ける歯科医療チームづくり

北海道・医療法人瑛雄会 髙松歯科医院

Data
立地環境：札幌駅からバスで40分の隣町（石狩市）。少子高齢化が進む住宅地。子どもから高齢者まで幅広く来院し、在宅を中心とした訪問歯科診療の需要も高い／総面積：約198.3㎡（約60坪）／ユニット数：7台／スタッフの人数と内訳：歯科医師14名、歯科衛生士13名、歯科技工士3名、歯科助手1名、医療事務8名、クリーンスタッフ4名（すべて非常勤含む）／1日平均患者数：約100名

院長
髙松雄一郎

🏠 住宅地　🌳 郊外　🏢 都市部　🏡 職場環境　✋ 定着　📝 教育

父の歯科医院を継承し、リスタート

　当院は、1976年に北海道石狩市で父が開院しました。それから約30年が経過した2006年ごろ、当時卒後2年目で大学病院に研修医として在籍していた際、父から「健康上の理由で歯科医院を閉めようと思うがどうしたい？」と聞かれ、「まだ学ぶことがあるので、閉院してもらっても構わない」と答えました。すると、筆者が中高生のころから勤務している2名のスタッフに、「このまま閉めたら、ずっとここに通ってくれていた患者さんはどうなるの？」と尋ねられ、地域における歯科医院という存在の責任について教わりました。この言葉がなければいまに至ることはなく、歯科医院に戻るきっかけを与えてくれたスタッフの言葉に、いまでも感謝しています。

　建物の老朽化が著しく、雨漏りなどで診療に支障が生じていたため、2010年に筆者が院長となり、ユニットを3台から4台に増やして新築開院しました（**図1**）。

　まずは理念を掲げ、院長が思い描くビジョンや共有する価値観、歯科医院の進むべき方向の"視える化"に取り組みました。結果としてこれが、スタッフ一人ひとりが自主的に仕事に取り組む「歯科医療チーム」を創ることに繋がりました。スタッフ採用育成においても、この"視える化"は最も重要で

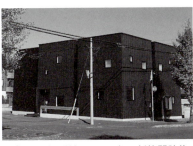

図❶ 当院の外観。2010年の新築開院後、2014年に増築。メインテナンス用ユニットを3台増やし、全7台に

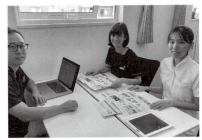

図❷ 筆者（左）、DAリーダー村尾（中央）、DHチーフ七尾（右）の3名を中心にMTGを運営している

あると感じています。

スタッフ採用育成チーム発足で、場当たり的採用から計画的採用へ

　新築開院前には、院長と歯科助手1名の2名だけの時期も経験しましたが、現在では40名ほどの組織になりました。事業を拡大して歯科医院の規模が成長したところで、ある程度の継続的なスタッフ採用が必要になりました。

　当院では、院内の課題に対して人選を行い、プロジェクトチームを編成することで、スタッフ中心の歯科医院運営を実践しています。そこで、「スタッフ採用育成チーム」を立ち上げ、1〜2ヵ月に1度のペースで診療時間内に集まり、MTG（ミーティング）を行っています（**図2**）。

　MTGは、少人数の歯科医院にもお勧めできます。「この日のこの時間にこの課題についてみんなで相談する」と決めることで、スタッフもその課題に対して当事者としての自覚をもち、解決に向けて積極的に考え、実行してくれます。MTGでは、取り組みの進捗状況の確認を行い、実行してみてどうだったか評価を行います。そして、改善点や新たな課題をみつけて次の取り組みのプランを検討し、次回MTGのアポイントを取って終了します。

　それまでは、人が足りないと感じたタイミングや、求人情報誌からの売り込み営業に合わせた場当たり的な採用をしてきましたが、現在は翌年度の事業計画からおおよその募集人数を設定し、その後MTGにて具体的な求人活動を行うようになりました。

プロジェクトチームによる取り組み

　採用活動に始まり、教育には莫大な人的・時間的コストがかかることもあり、新人スタッフの短期離職は、歯科医院にとって大きな痛手となります。採用の最終決定は院長が行って責任を負いますが、採用面接はおもにプロジェクトチームのメンバーと各職種のリーダーに任せるようにし、スタッフの意見をできるだけ尊重するようにしています。

　しかし、限られた面接時間では、当院に合うかどうかを互いに判断するのは困難です。そのため、まずは応募者が入社してから「やはり違った……」とならないように、求人票1枚では伝えきれない情報を事前に伝える取り組みを始めました。

【実際の取り組み事例】
- 応募してほしい人材像の共有
- 求人用ホームページ
- SNS（Facebook、Instagram）
- 専門学校の実習生の受け入れ
- オープンクリニック（当院の見学会）
- 新人教育プログラム
- 採用と教育に関する年間スケジュール作成
- 体験入社、など

　たとえば、当院のホームページとは別に、簡単なものではありますが求人用ホームページを作成しました。患者さんに伝えたい情報と応募者へ伝えたい情報は異なります。求人用ホームページでは、当院の理念や雇用条件の情報を掲載しています。求人票や求人サイトからは、求人用ホームページにリンクするようにしています。

　また、遅ればせながら最近 Instagram を始めました。Instagram の写真を見て見学したいと思った学生もいたことから、SNS も一定の効果があると考えています。

　また、デジタル上の対応に加えて、とくに新卒者に向けた紙媒体のパンフレットも作成しています。こちらは、たとえば実習生や定期的に行う当院独自のオープンクリニック（当院の見学会）に参加した学生に、当院を就職先

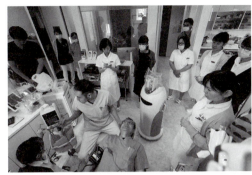

図❸　院内勉強会（定例救急シミュレーション実施時）の1コマ。院内勉強会ではスタッフにもテーマのもち寄りや、プレゼンの機会が与えられる

の候補の1つに考えてほしい旨を伝えて配布しています。パンフレットには、新卒歯科衛生士の1日および1年の流れなど、当院に就職したときの自分を想像できるような内容を記載しています。たくさんの情報を口頭で説明しても、すべてを覚えることは不可能ですし、時間とともに忘れてしまいます。そこで、最低限の情報を紙ベースで持ち帰ってもらうことが大切だと考えます。未来への期待と不安を抱いて就職先を家族で検討している際に、保護者の方へ当院を紹介するための資料としても使ってほしいと思います。

　また、おもに中途採用では体験入社をお勧めしています。実際に一緒に働き、院内の雰囲気や診療内容などを体験してから、当院への就職を希望するかどうかを判断してもらいます。

新卒の採用に向けて教育体制を整える

　新卒の採用では、就職後の教育体制が重視されると考えており、その延長線上として、実習生にとって魅力のある実習先になるように取り組みを続けています。診療時間内に行う月に1度の院内勉強会の実施を通じて、スタッフ全員が「教える」、「育てる」、「ともに学ぶ」という組織風土づくりをしています（**図3**）。

　当院は複数の歯科衛生士専門学校と歯科技工士専門学校の実習先に指定さ

① 北海道・医療法人瑛雄会　高松歯科医院

れており、実際に指導する歯科衛生士や歯科技工士は、自分の仕事に加えて実習生に対応しなければならないため、たいへんな業務になると思います。しかし、社会貢献の一環であるとともに、この実習生のなかに今後の頼もしい仲間がいるかもしれないと考え、実習生にとって有意義な時間となるよう、高い意識をもって指導してもらっています。

実習生からの評価が高い歯科医院は、次年度以降も後輩たちが実習に参加しやすい環境だと認識しますし、その評判から就職のための歯科医院見学に繋がるケースもあります。地元の学生から就職先として選ばれることも重要ですが、ほとんどの学生が札幌市在住であるため、札幌市にある数多くの歯科医院を飛び越えて、石狩市にある当院を就職先の候補としてもらえるように努力しています。

採用後の教育に関しては、いわゆるバディ制をとっており、MTGにてバディを選定しています。カリキュラムに沿って、個人の成長スピードに合わせた指導を心がけ、各職種のリーダーによるMTGでも教育実施状況を共有し、バディ以外のスタッフにも積極的に教育に協力してもらいます。

歯科技工士の採用

現在3名の歯科技工士と、歯科技工士免許取得を目指して進学中の歯科衛生士が1名在籍しています。

院内技工では、保険診療全般の技工に加え、オールセラミック修復やインプラント技工などの保険外の技工についてもカバーしています。最近では、鋳造修復においてもワックスアップからCADデザインによるワックスミリングに移行したり、IOS（口腔内スキャナー）による口腔内直接光学印象から模型を製作しない補綴修復治療も多くなっています。

デジタル歯科技工は現在過渡期といえますが、これから卒業する歯科技工士は避けては通れない道だと思います。歯科技工士にとって魅力あるデジタル歯科技工が学べる環境を提供できるように、日々取り組んでいます。

また、歯科技工士に占める女性の割合は増加傾向にあります。そこで、デジタル歯科技工の一部を在宅ワーク化するなど、新たな働き方ができる体制づくりを進めています（**図4**）。

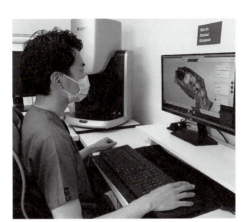

図❹　技工室から診療室の CEREC Primescan（デンツプライシロナ）を遠隔操作し、1 visit treatment において CAD デザインをサポート

当院における院長の役割

　父親から歯科医院を引き継いだ経験から、院長である筆者に万が一のことがあっても、この歯科医院が患者さんのために、そしてスタッフのために継続できるようにしたいと考えています。

　院長の役割は、プロデューサーとしてスタッフがやりがいをもって働ける環境を創ることです。その結果として、スタッフが輝く歯科医院となれれば、実習生や見学者にも「ここで働きたい！」と思ってもらえるのではないかと考えています。

　最後に、ともにこの「歯科医療チーム」を創り上げてくれているスタッフのみんなに、感謝の気持ちを表して結びにしたいと思います。

Chapter 1　北海道・東北地方 ❷

「ここをやめたらもったいない」と
スタッフが思う職場づくり

岩手県・医療法人 潤心会
　　　　 1）神の前キッズデンタルパーク　2）神の前歯科医院

Data
立地環境：人口2万7千人の田舎町。岩手医科大学附属病院が2019年に矢巾町へ移転。それに伴い若い子育て世代も増加中／総面積：2,268.7㎡（686.3坪）／ユニット数：1）7台、2）16台／スタッフの人数と内訳：歯科医師5名、歯科衛生士14名、歯科助手5名、歯科技工士2名、保育士10名・管理栄養士1名・看護師1名・理学療法士1名（歯科助手兼務）、受付5名、事務2名、クリーンスタッフ4名、保育士2名、助産師2名、栄養士1名、調理師他3名／1日平均患者数：1）約35名、2）約90名

神の前キッズ　　　　医療法人 潤心会
デンタルパーク 院長　理事長
一方井友望　　　　**鈴木千枝子**

🏠 住宅地　　☁ 郊外　　🏢 都市部　　🏥 職場環境　　🏃 定着　　📝 教育

歯科医院は女性の職場

　医療法人 潤心会は、成人部門「神の前歯科医院」、小児部門「神の前キッズデンタルパーク（KDP）」、事業所内託児施設「神の前託児の森 マムズフォレスト（マムズ）」の3つで構成されており、すべての施設が駐車場を挟んで同敷地内に立地しています。当法人のスタッフは総勢57名。そのうち男性はたった2名（成人部門の歯科医師1名、事務1名）の女の園です（**図1**）。女性スタッフの職種は、理事長をはじめ、歯科医師、歯科衛生士、歯科助手、受付、看護師、管理栄養士、理学療法士、助産師、保育士、クリーンスタッフとさまざまです。年齢層も幅広く、新卒から勤務している若い世代もいれば、子育て真っ最中のママ世代、子育てを終了したシニア世代も在籍しています。そのなかでもとくに多いのが、子育てママ世代です。筆者（一方井）も4人（長女8歳、長男6歳、次男4歳、三男1歳）の子育てに奮闘中です。

　女性は結婚・出産によりライフスタイルの変化が大きく、まだまだ男性の子育てへの参加が消極的なわが国では、女性が"ワンオペ育児"をしている

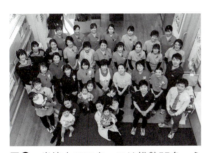
図❶　当法人のスタッフは総勢57名。うち男性スタッフはたった2名

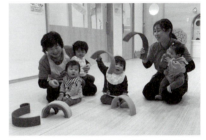
図❷　2017年に設置した「神の前託児の森 マムズフォレスト」

ことも少なくありません。また、待機児童は岩手県でも深刻で、子どもを預けられず、スタッフの復帰が延び延びになるという問題は、つねに雇用主の悩みの種です。

　当法人の鈴木千枝子理事長も、プライベートでは3人の子育て、歯科医師としては女性スタッフの結婚・出産を理由とした退職に伴う人員不足につねに頭を抱えながら、40年間歯科医院経営を行ってきました。その経験をもとに、女性が働きやすい職場の実現のために2017年に設置したのが、マムズです。

事業所内託児施設「神の前託児の森 マムズフォレスト」（図2）

　マムズは、KDPとスタッフ通用口を挟んで隣接しており、勤務する保育士は両施設を行き来し、保育業務と歯科医院業務を兼任しています。常時預かりは、当法人スタッフの子どものみが対象です。対象年齢は0～2歳までとし、2歳児クラスからは保育園への入園をお勧めしています。スタッフから保育料・給食費などは徴収せず、補助金と法人の福利厚生費で運営しています。

　マムズの設置以降、「出産」を理由とした退職者は1人もいません。さらに2018年から6年間で30人の赤ちゃんが生まれ、現在妊婦が4人、妊活中のスタッフも数名います。この出産ラッシュはまだまだ続く予定で、わが国の少子化対策に貢献しています（図3、4）。

　また、両親が神の前歯科医院に通院する際のサポートとして、無料で一時預かりも行っています。一時預かりの対象年齢は入学前までで、KDPへ通

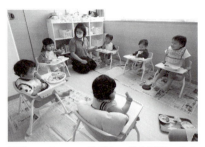

図❸ スタッフの子どもの給食風景。みんな手づかみで自ら食べる。保育士が行う全身の発達サポートや栄養士が行う固形で始める離乳食なども無料で受講できる（赤ちゃんコース）

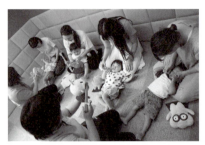

図❹ スタッフの子どもの821クラブ風景。音楽に合わせて楽しく行う歯みがき教室821クラブと、歯のクリーニングも月に1回無料で実施

院している子どもと限定しています。子どもが生まれると自分のことが後回しになってしまう母親でも、マムズができたことで、安心して通院できるようになり、そこから、母親だけではなく家族みんなで通院するケースが増えてきました。

「お互い様」と「チーム力」により、みんなで助け合いながら働く

　女性が多い職場では、妊娠を報告すると同僚や上司が嫌な顔をするので気が引けるということも多いと思います。いわゆるマタニティハラスメント（マタハラ）問題です。マタハラは男性がするものという認識があるかもしれませんが、女性が上司の場合であっても同様に起こり得る問題です。

　以前ニュースで、ある保育園では「保育士の妊娠順番ルール」があり、違反した夫婦が「子どもができてすみません」と、園長に謝罪したと報道されていましたが、みなさんは、そんな職場で長く働きたいと思いますか？　仕事とは、人生の一部であって、すべてではありません。プライベートと仕事の両方が、バランスよく充実していることが大切です。

　出産ラッシュの当法人では、つねに誰かが「産休」、「育休」中です。しかし、妊娠報告をすればみんなが笑顔で喜んでくれます。そして、妊活中であることもオープンにし、通院や体調不良による休暇などをみんなでサポートしやすいようにしています。

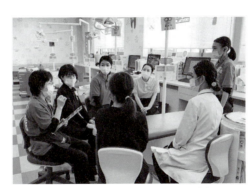

図❺　ミーティング風景。朝礼・終礼・各部署ミーティング・診療の振り返りなど、つねに情報共有を行っている

　また、子どもの体調不良時の休みなども「お互い様」と受け入れ、スタッフ全員でフォローします。以前は「子どもが3歳になるまで」としていた時短勤務の規定を「5歳になるまで」に延長し、生活リズムに合わせて無理なく勤務できるよう工夫しています。これらの取り組みが認められ、2020年「いわて子育てにやさしい企業等」に認定されました。

　そして、産休・育休・子どもの急な病欠など、どんな状況にも柔軟に対応できるのは、「チーム力」が培われているからです。「チーム力」とは、すべての仕事にチームで取り組むことです。「誰かしかできない」、「誰かしかわからない」をなくすようにしています。たとえば、朝礼・終礼・部署ミーティングなどでつねに情報共有を行うこと（**図5**）、サブカルテの記入様式を統一することで、誰がみてもわかるように工夫し、誰が抜けても対応できる状態をつねに意識して仕事を行っています。

「チーム力」の向上に必要な「思考力」

　「チーム力」の要となるのが、「すべてのスタッフが自分で思考すること」です。医療現場では、医師が指示を行い、その指示に従ってスタッフが動く「トップダウン」形式が主流で、医師の判断能力が高いことが求められます。それは、病気を診断し、適切な処置を行うためには必要不可欠です。

　しかし、健康維持や病気の重症化予防をメインとする予防歯科においては、

医師の処置を必要とする患者さんは一部で、生活習慣コントロールがメインとなります。つまり、あらゆるスタッフが患者さんと信頼関係を築き、患者さんに寄り添って生活改善をしていく能力が求められるのです。生活習慣は、個々人によって大きく異なります。さまざまな観点からその方を把握するには、歯科医師だけの思考で成し得るものではありません。

「自分で思考する力」があることで、さまざまな状況に応じて臨機応変に対応でき、何か不便があれば気づき、改善する力にもなるので、仕事効率も向上します。また、自分で思考することで仕事が"自分事化"し、やりがいにも繋がります。

しかし、「自分で思考する＝自分で判断する」ではありません。すべての物事において、院長や周囲のスタッフへの「報告・連絡・相談」は必須です。個々の思考をもち寄って最善の方法を選択することこそが、「チーム力」です。

バディ制度でしっかり教育、評価制度でやる気アップ

当法人では、新人にはバディ（教育担当）がつきます（**図6**）。バディは部署ごとに定めたチェックリストをもとに、教育計画を立て、指導を行います。新人と教育担当がペアリングすることで、教育の進捗状況の把握はもちろん、精神面でのフォローなども行いやすくなります。上司が部下を教育するのは当たり前と思いがちですが、歯科の知識のない歯科助手や受付、新米歯科衛生士の教育は、診療の片手間で容易にできることではなく、とても労力を要する仕事です。

また、教育以外でも診療の質向上のため、新たな治療法の導入に伴うシステムづくりや、生活習慣病改善のための健康教育の仕組みづくりなど、診療以外の仕事は意外にたくさんあります。そのようなスタッフの頑張りを正当に評価し、年功序列ではなく、能力に応じた給与の支給を行うために、当法人では、正社員のスタッフに個人課題を出し、課題の到達状況や課題へ取り組む姿勢をみて年俸を決定する、評価制度を導入しています。

また、職種ごとにランク表があり、基本給が決まります。賞与は、法人業績と個人評価のトータルで支給額が決まります。今年度の自分の年俸が提示されるので、ローン返済などの計画が立てやすく、この制度を導入してから家を建てたスタッフが7名もいます。この評価制度の導入により、スタッフ

のモチベーションアップ、やりがいアップにも繋がり、退職者の減少にも効果がありました。

スタッフは自分の顧客

当法人の取り組みを紹介してきましたが、スタッフが働きやすい職場づくりの根底になるものは、鈴木理事長のモットーである「患者さんも、スタッフも、業者さんもすべて自分の顧客である。仕事

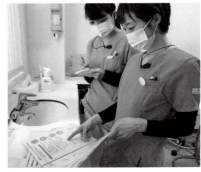

図❻ 教育風景。バディ制度により教育担当が新人教育の計画を立て、サポートする

は顧客満足のために行う」というISO9001の考え方にあります。雇用における悩みはさまざまだと思いますが、「スタッフは自分の顧客である」と歯科医院トップの院長が考えることが、よりよい職場環境を作る根本となり、よい人の縁が繋がるきっかけになるのではないかと考えます。

これが決め手 仕事とプライベートの両方を充実させられる職場

歯科衛生士 小野仁美

私は出産を機に前職を退職し、子どもが1歳になるころ、神の前歯科医院に出会いました。神の前キッズデンタルパークに隣接する託児施設を利用しながら働けることや、予防に力を入れている診療スタイルにも魅力を感じ、就職を決めました。

仕事面では、バディ制度によりしっかり指導を受け、入社1年で専任歯科衛生士となり個室を与えてもらいました。担当歯科衛生士としてリスク検査をベースとした患者教育を行うことで、患者さんの意識がどんどん変わっていく様子を目の当たりにし、感動とともに、日々挑戦できることにやりがいを感じています。

プライベートでは、働きやすい職場環境と周囲のベビーラッシュに感化され、一度は諦めていた第2子にも恵まれました。いまは仕事とプライベートの両方がとても充実しています。

Chapter 1　北海道・東北地方 ❸

チームの一員として
各人が輝ける環境を整備する

宮城県・ライフタウン歯科クリニック

院長
熊谷俊也

Data
立地環境：住宅地にあり、子どもから高齢者まで訪れる。CERECによる治療を目的とした患者さんが、遠方からも来院する／総面積：約142.1㎡（約43坪）／ユニット数：4台／スタッフの人数と内訳：歯科医師2名（常勤1名、非常勤1名）、歯科衛生士4名、歯科技工士1名、歯科助手1名、その他1名／1日平均患者数：約35名

🏠 住宅地　🌳 郊外　🏢 都市部　🏥 職場環境　🏃 定着　📝 教育

執筆にあたって

　実はこの原稿執筆の依頼があったとき、はじめはお断りしました。なぜならば、当クリニックは地方にある普通のクリニックで、スタッフの採用や教育に特別なノウハウがあるわけではなく、読者の参考になることなど何もないと思ったからです。しかし、編集担当者からの「読者の大半が普通の歯科医院の先生方ですよ」との言葉に背中を押され、執筆を引き受けました。
　そこで、この原稿を書くにあたって、改めて当クリニックのスタッフがおかれている環境について客観的に見直してみました。そのなかで、いまさらながら新たな気づきがありましたので、その点を含めて、皆様に紹介させていただきます（**図1**）。

スタッフにとって心地よいクリニックとは

　「スタッフにとって心地よいクリニックとは、どんなクリニックだろう」。
　この点について改めて考えてみましたが、答えは簡単でした。それは患者さんにとっても心地よいクリニック、自分もここに行きたいと思える「きちんとしたクリニック」ということに尽きると思います。
　筆者が思う「きちんと」というのは、治療内容はもちろん、説明時のわか

りやすい言葉遣い、スタッフの身だしなみ、クリニックの清掃や感染予防対策、そして、予約時間の厳守などすべてを含んだ心地よい環境（＝ストレスが少ない環境）ということです。

スタッフを採用するためには、まずは応募があることが大前提となります。つまり、クリニックを「きちんと」魅力あるものにし、それを求職者に伝えることが第一歩となります。昨今は、大半のクリニックがホームページをもっていますが、患者さんにとっても求職者にとっても、そこがクリニックにアクセスする入口となります。そのため、ホームページのアップデートはつねに必要です。

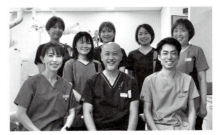

図❶　チーム・ライフタウン歯科クリニック。いままでで最強のチームと自負している

当クリニックを取り巻く環境

当クリニックは、いまから29年前、新興住宅地の一角に、１Ｆがクリニック、２Ｆが自宅という形式で開業しました。当時はバブル景気の絶頂期で、土地が売りに出されると応募が殺到し、抽選が必要という状況で、きちんと時間をかけてリサーチし、開業場所を選定することは困難な状況でした。

そのようななかで選んだ開業場所は、仙台市の南隣りに位置する地域で、住宅もまだまだ少ない状況でした。当時の開発計画によると、将来的には近隣にマンションが建設され、小・中学校も開校し、最終的には4,000人程度の居住人口を目指しているとのことでした。また、当クリニックの位置する場所は、袋小路のような道の奥にある閉鎖された住宅地ですが、将来的には新しい道路が敷設され、交通の便も改善される見通しでした。

そんな明るい未来を信じ、まだまだ発展途上だった当地で開業したのですが、開業数年でバブルは崩壊し、諸々の開発計画も大きく見直され、将来に暗雲が立ち込めました。

いまでも孤立した地域であるため、スタッフ確保における一番のネックは通勤手段です。バス以外の公共交通機関はなく、そのバスの本数も少なく、運行時間も限られているため、バス以外の方法で通勤しなければならない、

大きなハンデキャップがあります。

デジタル化を推進

　冒頭でお伝えしたとおり、当クリニックは地方にあるごく一般的な規模の歯科医院です。他と大きく異なる点があるとすれば、デジタル化を推進し、メタルフリー治療を目指していることです。

　デンツプライシロナ社の CEREC システムを導入し、メタルフリーの One Day Treatment を治療の中心に据えています。そのため、スタッフは患者さんへのカウンセリングや機器のセッティング、メインテナンスなどに精通しておく必要があり、新しい機器や材料の導入のたびに、トレーニングを積んでもらっています。

　いま、「仕事が好きか」と自問したら、間違いなく「大好きで魅力的で楽しい」と答えます。その感覚をスタッフにいかに共感してもらえるか、そこが最大のポイントだと思います。

　そのためにスタッフ各人に裁量権を最大限に与え、自分で考え実行するチャンスと勇気を与えたいと思っています。もちろん、クリニックのベースとなる部分はきちんと揃え、結果に対するフォローはすべて自分の責任で行います。スタッフ個々の積み重ねが、全体のレベルアップに繋がると思っています。

現在活躍してくれているスタッフたち

　当クリニックには、2021年から勤務している歯科技工士（後述の「これが決め手」参照）が１名いますが、通常の歯科技工業務とは異なる、CAD/CAM オペレーターとして採用し、彼女には CEREC にかかわる業務全般に従事してもらっています。つまり、アシスタントとして実際の形成や光学印象の補助についてもらい、光学印象後はデザインからミリング、必要に応じて焼成、ステイン・グレーズなども担当してもらっています。

　また、歯科衛生士が４名いますが、おもにペリオなどのメインテナンスに担当制で従事しています。もちろん、４名とも同じような技術と知識をもって患者さんに接しており、最近導入したエアフロー（EMS）によるパウダーメインテナンスによって、時短を図れるようになりました。

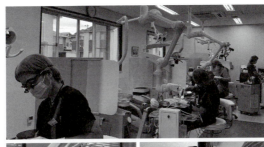
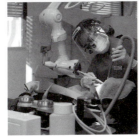
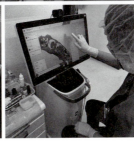

図❷　スタッフそれぞれがプロフェッショナル。その姿勢を新しいスタッフも受け継いでくれている

受付は1名です。歯科医院における患者さんとのファーストコンタクトは受付であるため、すべてのスタッフと同程度の知識の共有をお願いしています（図2）。

スタッフとクリニックを繋ぐもの

院内で黙々と診療しているだけだと、つい「井の中の蛙」になりがちです。それゆえ、時には他院との交流会におけるスタッフ同士の会話から、さらにはまったくの他業種との交流など、クリニックを輝かせるヒントについて、つねにアンテナを張っています。こうした取り組みが、数多くある歯科医院のなかから当クリニックを選択し、スタッフになってくれる人材と結ばれるきっかけになることを期待しています（図3）。

クリニックとして大きな目標を掲げ、それに向かってみんなでプロ意識をもって進んでいく、大切なのは同じ方向を向いていくことです。歯科医療はチーム医療です。新しいメンバーを迎えるときには、チームとしての一体感が大切です。そのためには、個々の能力も大切ですが、それをまとめるマネ

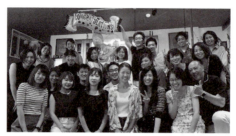

図❸　2019年夏の4医院スタッフ交流会。各医院で趣向を凝らし、ビンゴ、そば打ち、筋トレ、歌謡ショーありの楽しい時間を過ごした

ジメントも大きな鍵となります。

　幸い、筆者の妻は歯科衛生士として開業以来仕事をともにしています。妻はスタッフサイドに立って問題点をみつけ、それについて週1回のスタッフミーティングで改善していきます。コミュニケーションはチーム医療に欠かせません。診療中は皆がインカムをつけ、こまめに情報を共有することでスムーズな診療を実現しています。

ハード・ソフト面の充実

　2020年、全世界を覆ったコロナ禍において、スタッフや患者さんが安心できる環境づくりはより重要性を増しました。いち早くガウンやフェイスガードなどの消耗品を確保することはいうまでもなく、オートクレーブや各ユニット固定式口腔外バキュームを増設するなどの設備投資を行いました。

　また、ユニットや機材・器具の消毒のために、患者さん1人あたりの予約時間を10分増やし、さらにはわれわれサイドの健康管理のため、診療時間を1時間短縮しました。もちろん、こうした変更に伴い1日の患者数は減りましたが、スタッフの安心感を得ることができました。

今後の課題

　充実したクリニックの構築がスタッフの応募・採用に繋がる、これは間違いない事実だと思います。しかし、スタッフも人間です。過去には、スタッフ同士の仲違いにより大切なスタッフを失ったこともありました。

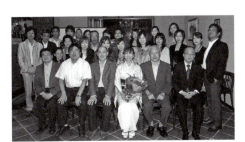

図❹　2011年の20周年記念パーティー。卒業したスタッフやお世話になった方々との記念撮影。30周年パーティーを予定していたが、コロナ禍のため中止に

　幸い、いまは非常によいチームができていると自負しています。しかし、それに満足することなく、つねに一歩先をみて、スタッフを新しい次元に導いていく、それが院長としての自分の使命だと思っています（**図4**）。
　歯科界の未来は明るいです！

これが決め手

万全のフォロー体制でデジタル技工に挑戦

歯科技工士　櫻井美由紀

　デンタルショーでCAD/CAMシステムを体験したときから、「いつかはデジタル技工に携わりたい！」という憧れがありました。
　育児が落ち着き、そろそろ復職を……と考えていたときに、CERECシステムを導入している当院との縁に恵まれました。
　デジタル技工未経験の私でも務まるのかと不安がありました。しかし、さまざまなセミナーに参加し、なによりもISCD公認国際セレックトレーナーである院長に基礎からしっかりと指導していただきました。そのおかげで、毎日が楽しく、安心してデジタル技工に励むことができています。
　さらにスタッフ同士の仲がよく、雰囲気もよい職場ということや、私の至らぬところをフォローしてくれるスタッフのおかげもあり、仕事と育児を両立できています。本当にありがたいことです。
　これからも現状に満足せず、学びを大切にして、憧れだったCAD/CAMオペレーターとして一人前になれるように、日々精進していきます。

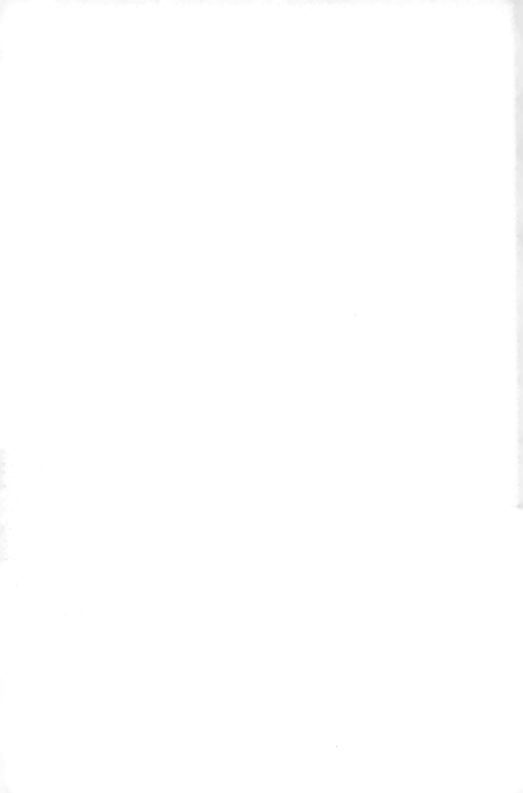

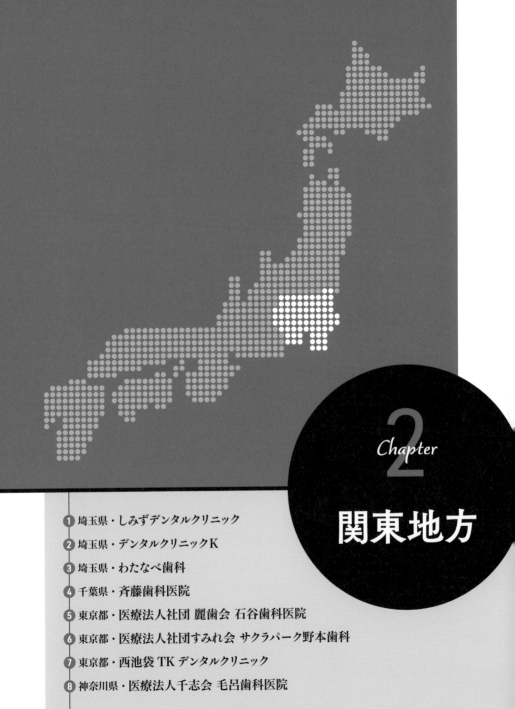

Chapter 2
関東地方

① 埼玉県・しみずデンタルクリニック
② 埼玉県・デンタルクリニックK
③ 埼玉県・わたなべ歯科
④ 千葉県・斉藤歯科医院
⑤ 東京都・医療法人社団 麗歯会 石谷歯科医院
⑥ 東京都・医療法人社団すみれ会 サクラパーク野本歯科
⑦ 東京都・西池袋TKデンタルクリニック
⑧ 神奈川県・医療法人千志会 毛呂歯科医院

Chapter 2　関東地方 ❶

ビジョンに基づき、
安心して働ける労働環境を整備する

埼玉県・しみずデンタルクリニック

Data
立地環境：JR北浦和駅の西口、東口の徒歩圏内に立地。人通りも多く、子どもから高齢者まで幅広く来院。／総面積：西口 155.4㎡（47坪）、東口 132.2㎡（40坪）／ユニット数：両院ともに6台／スタッフの人数と内訳：歯科医師常勤4名（非常勤7名）、歯科衛生士常勤11名（非常勤4名、産休中1名）、受付5名、クリーンスタッフ非常勤2名／1日平均患者数：両院ともに約60名

院長
清水裕之

開院当初はスタッフが2名

　筆者は生まれ育った埼玉県さいたま市北浦和の地で、1998年5月、マンション1階のテナント17坪、ユニット3台で開業しました。当初は歯科衛生士を採用できず、歯科助手と受付の3名で診療をしていました。バックヤードの片づけや滅菌などの業務は、母親に手伝ってもらっていました。開業当初からレセプトもそこそこあり、治療に明け暮れる毎日でしたが、忙しく仕事ができていたことに満足していました（**図1**）。

滅菌システムに注力

　開業時から自分自身が安心して、自信をもって働ける歯科医院づくりの大きな柱は、滅菌システムの充実でした。エンドファイルやハンドピース、ダイヤモンドバーなども含めた滅菌の徹底は、開業時からずっと続けています。滅菌できないものは、できるかぎりディスポーザブル製品を用いています。
　院内で使用する器具が清潔かどうかは、非常に重要なファクターです。どんなにコストがかかったとしても、治療の根幹にかかわることですので、妥協できません。

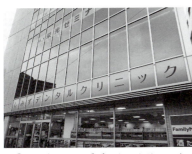
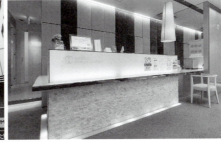

図❶　現在のしみずデンタルクリニック（西口）の外観（左）、内観（右）

定期管理型予防歯科医院への転換

　開業して3年ほど経ったころに、受講したセミナーで講師をしていた諸井英徳先生にヘルスプロモーションのすばらしさを、康本征史先生（千葉県・康本歯科クリニック）には定期管理の必要性と重要性を教えていただきました。2人のパワーと志に感銘を受けて、「楽しく予防歯科の大切さを伝えていく歯科医院になろう！」と、治療中心の歯科医院から定期管理型予防歯科医院へと大きく舵を切りました。

　そうはいっても、頭でっかちの筆者が空回りするばかりで、なかなかスタッフがついてきてくれず最初は苦労しました。

　そこで、予防歯科に欠かせない歯科衛生士の採用を考えはじめましたが、具体的な手段としては求人雑誌への掲載くらいしかなく、ひたすら応募を待つ日々が続きました。その後、非常勤ながらも、運よく歯科衛生士1名を採用できましたので、そこから定期管理型予防歯科医院の構築に向けた模索を、手探りながら始められるようになりました。

　そして、環境整備として奨学金制度を作り、歯科衛生士になりたいという歯科助手が夜間の歯科衛生士専門学校に通えるシステムを構築し、自院から歯科衛生士も誕生しました。歯科助手に「歯科衛生士の仕事を見て、もっと自分も患者さんにかかわれる仕事をしたい」と思ってもらえたのが、院長として、歯科医師として、非常にうれしかったことを覚えています。

月1回はスタッフの研修を

　歯科衛生士が3人くらいになったところで、彼女らの教育方法がネックになってきました。そこで、歯科衛生士教育のスペシャリストである、濱田智恵子先生（Tomorrow Link）に業務委託を行い、月1回5時間のスタッフ教育をお願いすることにしました。この5時間（11：00～16：00）は、もちろん診療時間内に捻出したものです。

　外部の方が訪問すると、スタッフは新たな気持ちで話を聞けるようで、「何が始まるのだろう」と疑心暗鬼だったスタッフの様子も、徐々に変化していきました。濱田先生は患者さんに対する接し方や歯周病などの知識に関する講義、スケーリングやPMTCなどの技術指導などを行うだけではなく、スタッフの立場に立って悩みの相談にのってくれるため、スタッフはすっかり打ち解けて、毎月の来訪を心待ちにするようになりました。

実習生の受け入れも開始

　ある時期から、歯科衛生士専門学校の実習生の受け入れを始め、歯科衛生士教育の一端を担うようになりました。現在は毎年8名の実習生を受け入れています。歯科衛生士専門学校の実習生を受け入れると、普段の診療に加えて教育も行わなければならないため忙しくなりますが、その分やりがいと気づきがあります。

　実習生は、症例見学や実習の回数がカリキュラムにより明確に設定されています。そのカリキュラムを参考にして、当院でも新卒歯科衛生士が1年目、2年目にやるべきことを明確化する取り組みを始めました。

　現在は、入職3年目ほどの歯科衛生士が実習の担当となり、姉のような立場で指導しています。実習生から質問を受けることでスタッフも知識の整理ができたり、後輩ができたことで"しっかりしなくては！"という社会人としての自覚が芽生えるよい効果も生まれました。

求人・採用活動の方法

　実際の求人・採用活動としては、①実習生のなかから入職希望者を募る、②雑誌やインターネットに求人情報を掲載する、③歯科衛生士専門学校へ求

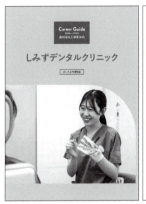
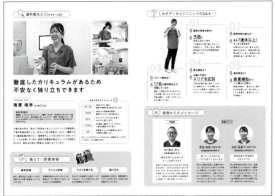

図❷　当院の募集案内のパンフレット

人票を送るなどの地道な活動がメインです。

　具体的には㈱クオキャリアに求人誌掲載・求人動画作成、募集案内のパンフレット作成（**図2**）、歯科衛生士専門学校への求人票作成・送付などの業務を依頼し、効果を上げています。今年は6名の応募があり、3名の新卒歯科衛生士を採用できました。

新人教育は3年かけてじっくりと

　採用後は、濱田先生に新人研修として2日間、集中的にう蝕や歯周病についての基礎的な講義と実習を行ってもらいます。その後、小児の健診などから現場に入ってもらい、1年経過後にSRPのセミナーを院内で行います。およそ3年かけて、一人前の歯科衛生士として独り立ちできるような教育システムになっています。

　スタッフ教育は、つねに行っていかないと成長のスピードが加速しないと感じています。外部講師の毎月の訪問により、繰り返し知識や技術をブラッシュアップしながら新たなものも吸収していくことで、学んだことを日々の臨床のなかで役立てられ、自信にも繋がっていきます。また、診療現場で抱いた疑問点や悩みを解決する場が定期的にあるという安心感は、短期離職の減少に役立っていると感じています。

　外部講師の勉強会とは別に、チーフ歯科衛生士を中心とした月1回の歯科

衛生士ミーティングも行っています。そこでは、床矯正やアライナー矯正など、テーマを決めてスタッフ同士で学んでいます。

出産・子育て後の復帰

2007年に北浦和駅東口にも分院を開設し、歯科衛生士も10名を超えるようになると、定期的な歯科衛生士の採用が必要になってきました。「今年は新卒の採用をしなくても大丈夫かな」と思っているときに限って、スタッフから"おめでた"のうれしい知らせが届くのです。

女性の多い職場である歯科医院では、スタッフの結婚・妊娠・出産・子育てといったイベントは不可避です。

スタッフは、そのようなライフサイクルを経験することで、母親の気持ちや子どもの気持ちが理解できるようになったり、物事を自分事として考えることができるようになります。産休後に戻ってきてくれたときには、一回り成熟した姿をみせてくれます。

これは当院にとって大きなプラスです。出産・子育てを経て戻ってきてくれたスタッフの姿を身近でみている他のスタッフも、同様に戻ってきてくれるケースが増えていきます。現在も1名が産休中ですが、来年に復帰する予定となっています。

待遇・福利厚生も手厚く

待遇面の充実として、一人暮らしのスタッフには住宅手当を支給しています。当院の近くに住んでもらうことで、電車が動かないなどの問題が起きたときにも駆けつけられるので、診療に対する影響を最小限にできます。そのため、歩いて通勤できるところに住む場合は、住宅手当を満額支給しています。

労働時間に関しては、開業当初は20時まで診療していましたが、現在は18時30分までに変更しました。早く帰ることができるという点は、求人・採用にもプラスに働いていると思います。

労働時間の管理は、勤怠管理ソフト・ジョブカン（DONUTS）というシステムを取り入れています。出勤時、カードリーダーにSuicaをかざすことで出勤が記録されます。

ジョブカンを含めた労働時間の管理は、社会保険労務士にお願いしていま

すので、診療が昼休みにずれ込むことも含めて、残業時間を1分単位でカウントしています。有給休暇などについても、ジョブカンを使って申請してもらいます。申請がきたらチーフ歯科衛生士がジョブカンで診療に支障を来さないことなどを確認し、承認しています。

このシステムにしてから、スタッフが筆者の顔色をうかがいながら、ビクビクと休暇申請することもなくなりました（笑）。

●

見学あるいは面接に来た方には、当院の清潔へのこだわりや、教育が受けられる環境、労働時間管理・有給休暇取得などがクリアである、スタッフの雰囲気がよい、当院に明確なビジョンがある、などの条件をきちんと説明し、理解してもらうようにしています。

スタッフが安心して働ける労働環境を提供し、仕事に誇りをもって働いてほしいと思います。今後もスタッフが輝ける職場づくりを目指して邁進していきます。

① 埼玉県・しみずデンタルクリニック

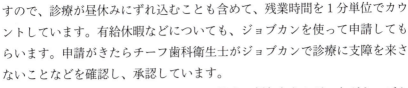

これが決め手 患者さんとの関係性を大切にできる職場

チーフ歯科衛生士　横田花菜

当院の「予防専用ユニットがある」、「滅菌レベルが高い」、「勉強できる環境がある」、「患者担当制」という点に魅力を感じ、入職を決意しました。

いまでこそ歯科衛生士の患者担当制はメジャーですが、当時はそうではないことも多く、長く患者さんと付き合いたい、という想いがありました。

いまでは小学生から通っていた患者さんが社会人となり近況報告をしてくれたり、親子3代を担当したりしています。私が産休から復帰した際には、患者さんが子どもの成長を気にしてくださり、お下がりをいただいたこともあります。患者担当制ならではの楽しさを日々実感しています。

入職したらゴールかと思っていましたがそんなことはなく、定期的に外部講師の新人教育や研修があり、私も手技の癖を再確認するなど、知識のブラッシュアップをしています。当院は新しい技術やシステムなども取り入れており、学びが絶えない日々に感謝しています。

Chapter 2　関東地方 ❷

よりよい結果を得るために、あえて厳しい道を選ぶ

埼玉県・デンタルクリニックK

Data（2022年5月時点）
立地環境：ベッドタウン。来院年齢層は幅広い
総面積：168㎡（50.8坪、3階建て）
ユニット数：4台
スタッフの人数と内訳：歯科医師2名、歯科衛生士4名、歯科助手2名、事務1名
1日平均患者数：約25名

院長
渥美克幸

当院の立地

　当院がある川口市は埼玉県の南東部、東京都との県境に位置しています。川口市の人口は約60万人であり、県庁所在地であるさいたま市に次ぐ規模です。1970年代のオイルショック以前は地場産業である鋳物の街として有名でしたが、現在はその工場跡地が商業施設や中高層のマンションとなり、いまや東京のベッドタウンとしてのイメージのほうが強くなりました。

　そのおかげもあってか、大手住宅ローン専門金融機関による「本当に住みやすい街大賞」の1位に、2年連続（2020、2021年）で輝きました。しかし、これはJR川口駅を最寄りとする一帯のことを指し、残念ながら川口市全域を住みやすいと評価しているのではないそうです。実際のところ、40年以上住んでいる私も地域差を少なからず感じています。

　当院はそのJR川口駅から徒歩15分、また東京メトロ南北線と相互乗り入れしている埼玉高速鉄道の川口元郷駅から徒歩3分の場所にあり、いわゆる「住みやすい」エリア内に位置しています（**図1**）。

立地がよいのに……？

　立地がよく人口も多いのであれば、採用活動はさぞかし順風満帆なのだろ

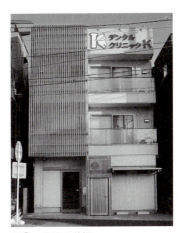

図❶　当院の外観

うと思われがちですが、正直なかなか苦労しています。

　まず、住みやすいとはいえ、所詮は埼玉県です。しかも、車で5分も走れば東京という立地は、採用活動においては完全にマイナスです。漠然と（オシャレな）東京で働きたいと考える人はいまだに多く、また給与面でも敵いません（東京都と埼玉県では最低賃金に100円程度の差があります）。コロナ禍の影響か、最近は「家の近くで働きたい」という流れもあるようですが、どうしても東京への労働力の流出は避けられません。つまり、当エリアは首都圏でありながら働いてくれる（可能性がある）人がそもそも少ないのです。

　2010年8月に開業した際は、オープニングスタッフの募集ということもあってか比較的多くの応募がありましたが、その後はどの媒体を用いても大きな反響はありませんでした。不思議に思っていろいろと調べてみて、こうした東京近隣のベッドタウン特有の問題に気づいたのは、開業して数年経過した後でした。

まずは待遇の見直しを

　応募人数が少ないとなると、否応なく近隣の歯科医院との人材獲得競争になります。そこで、就業先としての魅力を高めるために、まずは待遇の見直しを行いました。

求人広告のなかで最も目につく給与については、近隣や沿線の平均的賃金を参考にして見劣りしない額に設定し、かつ毎年見直しを行っています。

　給与以外にもさまざまなことに取り組みましたが、最も大きかったのは歯科医師会への入会です。これにより歯科医師国民健康保険への加入が可能になり、また年一回の健康診断の実施やワクチン接種補助など、福利厚生環境を大きく改善できました。

　さらに、ルールに則った労務管理を行うために就業規則を制定し、これと同時に36協定の締結ならびに変形労働時間制を導入しました。従業員数が10人未満のため週44時間の労働時間が基準となりますが、これに伴い土曜日の診療時間は2時間短縮し、17時までとしました。

　なお、応募時に提示された条件と実態が大きく異なり、さらに「口約束だったのでトラブルになった」という話をよく耳にするため、開業当時からスタッフと条件を明記した雇用契約書を交わしています。当然、雇用条件が変更になるたびに更新し、食い違いが生じないようにしています。

　また、歯科衛生士専門求人誌などで新卒採用のトレンドをチェックし、年次有給休暇をきちんと取得できるようにルールを決める、見学時に履歴書の提出を求めないなどの対応も行っています。

短期離職を防ぐ選考時の工夫

　このような取り組みは、応募者を増やすには有効だと思いますが、その後はどうでしょうか。

　当院では2017年2月〜2022年2月までの5年間で13名を雇用しましたが、残念なことに半数以上の7名が退職しました。

　この7名の平均在籍日数は約143日と短く、うち5名は100日未満でした（最長389日・最短4日）。自己申告してきた退職理由はさまざまですが、前向きなもの（結婚）は1名のみでした。

　方向性が異なるスタッフを雇用し続けるのはリスクを伴うため、それを早期に排除できたのはよいことなのかもしれません。しかし、短期離職はスタッフの士気やコスト面で大きな打撃となるため、選考段階でふるい分けをしたいところです。

　当院では面接前に履歴書および職務経歴書の郵送をお願いしています。こ

れは選考資料として必要なのですが、近年では履歴書を送ってくるかどうかが事実上の第一関門になっています。

ここ最近ですと、実際に郵送してくる応募者は10％程度です。求人サイトの利用が主流になり応募が簡単になった反面、本気で就職したいのか疑わしい人物も多数紛れ込むようになった感があります。

また、今年から面接にスタッフも同席してもらうようにしました。お互いの評価をすり合わせてミスマッチの防止に繋げることが目的ですが、選考プロセスにかかわってもらうことで、責任感を養うなどの副次的効果も期待しています。

長く勤めてもらうために

せっかくのご縁ですし、採用したスタッフには長く勤めてもらうことを望んでいます。そのために私が必要だと考えているのは、これまで述べてきた対応に加え、各自が高い知識や技術、そして倫理観をもち、その結果、医療従事者として自分の仕事に自信と誇り、そしてやりがいを感じることができる環境を作ることです。

なお、その環境は近隣の歯科医院では絶対に実現不可能なハイスペックなものであること、そして「デンタルクリニックKでなければダメだ」とスタッフが実感するようなレベルであることが大切です。

これを構築するには教育と設備への投資が不可欠ですが、正直、当初はこの判断が正しいのか自信がもてず、決断にはかなりの覚悟が必要でした。しかし、いまでは間違っていなかったと確信しています。

ただ、この方向性はいわば「諸刃の剣」です。短期離職したスタッフは私の掲げるコンセプトについてくることができなかったのかもしれませんし、また私も彼女らにうまく伝えることができなかったのだと思います。

スタッフの成長により歯科医院もレベルアップ

この5年間でさまざまな設備投資を行いましたが、おもなところでは4台のユニットすべてにマイクロスコープを設置（図2）、感染制御スペースの改装（図3）、研修室の整備（図4）、また CBCT やクラスB高圧蒸気滅菌器、ウォッシャーディスインフェクターの買い替えなどを行いました。

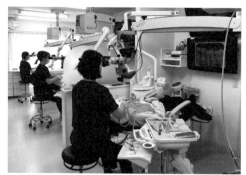

図❷ 歯科医師のみならず、歯科衛生士もマイクロスコープを活用

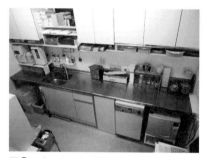

図❸ 広々とした感染制御スペースを完備

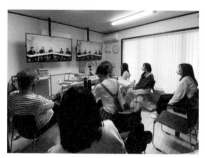

図❹ コロナ禍でも安心してセミナーを受けられる研修室を整備

　ただ、ハード面だけ整えても片手落ちで、それを扱うスタッフ（ソフト面）への教育と成長も不可欠です（**図5**）。たとえば、この期間内で日本顕微鏡歯科学会の認定歯科衛生士試験に3名が合格しました。彼女らは日々マイクロスコープをバリバリ使いこなし、すばらしい臨床を行っています。またそうしたスタッフに憧れて、昨年は新卒の歯科衛生士が入職してくれました（後述の「これが決め手」参照）。

　さらに、2019年当時に在職していたスタッフ全員が、第二種歯科感染管理者の資格を取得しました。普段行っている感染制御業務の理論的背景をきちんと理解することで、自ら考えて処理を行えるようになりましたし、コロナ禍においても慌てずに対応することができました。

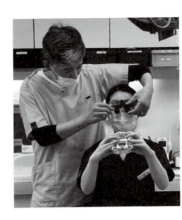

図❺
新人歯科衛生士に
指導している様子

　このように、ソフト面もハード面も高いレベルにもっていき、それらを融合することでさらなる高みと雇用の安定を目指す。これが私の考える「決め手」です。正直、自ら厳しい道を選んでいると思いますが、きっとその分すばらしい出会いにも恵まれると思っています。

これが
決め手

歯科衛生士として学び続けるのに最適な環境

歯科衛生士　佐藤香苗

　私が当院に就職を決めた理由は、ここなら患者さんに満足していただける質の高い診療を提供できる歯科衛生士になれると思ったからです。
　初めての医院見学の際に、歯科衛生士がマイクロスコープを使用して拡大視野下で診療を行っているところを見せてもらいました。目視では確認できないような細かい汚れを捉えて、確実に除去している先輩方の姿に感銘を受け、私もマイクロスコープを使いこなせるようになりたいと思いました。
　それだけではなく、当院では勉強会やセミナーを積極的に行っており、知識や技術をつねにアップデートし続けられる環境が整っています。
　先輩方のような歯科衛生士を目標に、日々の診療のなかで学びながら、今後も精進していきたいと思います。

Chapter 2　関東地方 ❸

自ら成長していくことをサポートする。
それが院長の唯一の仕事

埼玉県・わたなべ歯科

Data
立地環境：駅に近く、大型スーパーに隣接し、家族連れからお年寄りまで来院患者層は幅広い／総面積：約357㎡（約108坪）／ユニット数：10台（成人用8台、小児用2台）／スタッフの人数と内訳：歯科医師4名（うち非常勤2名）、歯科衛生士5名、管理栄養士兼受付1名、保育士2名、健康管理士兼マネージャー1名、クリーンスタッフ1名、非常勤歯科技工士1名／1日平均患者数：約60名

院長
渡辺 勝

スタッフ採用の前に、自身へ問いかける

　読者のみなさんは、どうすれば「スタッフ採用」がうまくいくと思いますか？

　院内設備？　給与やボーナスの増額？　はたまた福利厚生の充実でしょうか。こうした院長の考えは、必ずスタッフの姿勢として表れます。現在いるスタッフは院長の鏡です。これから来るスタッフは自院の鏡です。

　みなさんは、どういうスタッフに来てほしいと思いますか？

　素直で勉強熱心？　いつも笑顔で元気がある？　それとも、自分の理念を理解してくれるスタッフでしょうか。そうした姿勢は、院長であるあなた自身が体現していることでしょうか。

　つねに勉強し、スタッフだけではなく家族にも、素直に「ありがとう」や「ごめんなさい」が言えますか？

　つねに笑顔を絶やさず、相手の表情にかかわらず、毎日笑顔がいっぱいですか？

　自身の理念を確立できているでしょうか？

　スタッフの気持ちを理解しようとしているでしょうか？

不都合な真実を認める

　スタッフに、自院に誇りをもってほしいと願うのなら、院長は心の底から湧き出る理念を語り、それを体現する必要があります。

　それを肌で、心で感じたスタッフは、自ずと力を伸ばし、こちらの働きかけなどなくても、自然と輝き始めるのではないでしょうか。

　原因を外に見出すのではなく、己のなかに見出せば、そこには課題しかありません。原因を外に見出すことで、自分が解決できない状況になり、不満や愚痴が生まれるのではないでしょうか。

　それはスタッフも同じです。

　不満をもち、愚痴を吐き出しながら勤務している方は、「院長のせい、環境のせい、金銭面のせい」、と原因を外に見出しています。そのような方は、環境を変えれば問題が解決すると思い込んでいますが、職場を変えても、結局同じことを繰り返すでしょう。院長にしても、スタッフにしても、こうした考え方に陥る方は少なくないと思います。

　この不都合な真実を認め、自身に問い、改善していくことが、採用のみならず歯科医院の結束力を高めるコツといえるでしょう。

「医療は誰のためのものでしょうか？」

　ここで1つ、みなさんに問いたいことがあります。

　「医療は誰のためのものでしょうか？」

　答えはたった1つ。患者さんのためです。

　十人十色の患者さんの健康観を高めるためには、歯科医院全体で施術やカウンセリングなどの技術を向上させる必要があります。そこに費やす労力を惜しんではいけません。私たちが邁進していくためのステージを、患者さんはつねに用意してくださっています。

　スタッフの幸せは、歯科医院の環境や待遇ではなく、患者さんからの笑顔や感謝の言葉から得られるのが理想的ではないかと筆者は考えます。有形の幸せではなく、無形の幸せを感じられる人ほど、豊かな人生を送ることができます（**図1**）。

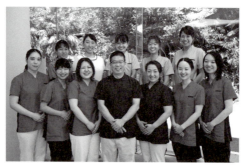

図❶ わたなべ歯科スタッフ一同。「自分が源泉」という考えを共有している

"成長"と"自己肯定感"

　待遇や設備をいますぐに変えることはできなくても、スタッフがいきいきと働くことはできます。やりがいや成長のチャンスを、適材適所に与えることです。それは、スタッフの力量や長所を普段から観察し、認め、伝えることから始まります。利己的ではなく、相手のことを心から思えば、スタッフ個々人に対して、適切なハードルを用意することは容易です。

　任せきりにするのではなく、ともに考え共有し合い、分かち合うことで、スタッフとの信頼関係が築かれます。それは、何にも代えがたい"成長"という経験と、"自己肯定感"という貯金にもなります。

　自分の思考や行動は、いますぐに変えることができます。

　まずは院長自身が、そしてそれを見ているスタッフが、毎日の当たり前に感謝でき、いつも幸せを感じられる人たちの集団であること。それこそが、採用のコツではないでしょうか。

「赤ちゃん歯科」からの学び

　当院の特徴的な取り組みとして、「赤ちゃん歯科」が挙げられます（**図2**）。乳児期には抱っこや授乳の姿勢、乳幼児期は離乳食の内容や食べ方など、歯科の観点から育児に関するアドバイスを行っています。この取り組みは、スタッフ育成にも通ずる点が多いと感じます。

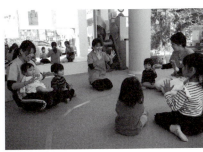 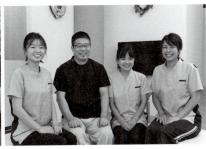

図❷　赤ちゃん歯科の様子（左）、赤ちゃん歯科の担当メンバー（右）

　新人スタッフは、年齢・経験を問わず、誰でも最初は当院の初心者、「赤ちゃん」のような存在です。
　"赤ちゃん"（新人スタッフ）の存在は偉大です。もちろん知らないことは伝えてあげる必要がありますが、"大人"（院長や既存スタッフ）が見落としている観点や、感覚を繊細に感じ取ることができます。本質的な部分に関しては、もしかすると"赤ちゃん"こそ、先生かもしれません。
　"赤ちゃん"と"大人"の関係性に優劣などなく、対等なのだと考えると、そこから自分たちを見直し、学び、さらに向上することができます。
　不思議なことに、赤ちゃんはほとんどの事象を解決できる能力をもち合わせています。登れないところに登れるようになる。転んでも立ち上がることができる。それに対し、「できない」と決めつけて、そこに手を焼き、先回りをする、転ばないように凹凸の道を歩かせないなど、成長を妨げ続けると、自分で問題を解決する能力が消失していきます。そして、誰かに頼り、指示を待つだけの人に育ってしまいます。
　親は子どもに対して「自立」を促さなければなりませんが、「自立心」を奪い、「成長欲」を阻害しているのは、他でもない自分なのだということを自覚する必要があるのかもしれません。
　"赤ちゃん"は成長したがっていて、無限の可能性を秘めています。それを理解し、信じ、待つこと。状況をよく観察し、必要なときに必要なサポートを施すことが、"大人"の役割です。これを実行できる歯科医院のスタッフは、必ず、自然に"その人らしく"成長を遂げます。

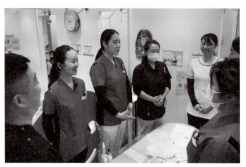

図❸　朝礼の様子。お互いを認め、尊重し合える空気に、自然と笑みがこぼれる

　そのためにも、新人スタッフを1人の尊い"人"として敬い、肯定的に理解しようと努めることが、院長や先輩スタッフの責務だと考えています。

理念を共有し、本来の力を引き出す

　採用直後は、非常に大切な期間です。当院では、勤務開始日からではなく、採用から勤務初日までの間に、毎月1冊ずつ本を読んで課題を提出してもらいます。当院の理念などは採用時に伝えていますので、頭ではわかっていると思いますが、それを勤務を開始するまでに、さらに落とし込んでもらうためです。

　「わかっている」と「やっている」には、大きな隔たりがあります。本を読むだけではなく、読書感想文や勉強会での発表により、アウトプットしてもらいます。さらに、毎月の全体ミーティングで顔を合わせて話をすることにより、モチベーションを維持していきます。その後は、面談やミーティング、朝礼などにより、理念の共有を深めていきます（**図3**）。

　面談は、院長だけではなく、マネジャーや先輩など、さまざまなスタッフが担当します。筆者も既存のスタッフも、教育のプロではありませんが、複数の人間がかかわることで、さまざまな角度から質問していくことができます。そして、ミーティングや症例検討会では自発的に意見が出るような場を作り、スタッフの本来の力を引き出せるように、成長を手助けし、導いていくことを心がけています。

憧れの職場に就職し、日々成長！

歯科衛生士　太田 葵

　私は小さなころからわたなべ歯科の患者でした。幼心にメインテナンスで毎回お会いするたび、いつも笑顔で楽しそうに働いている歯科衛生士の方々をみて、ずっと憧れを抱いていたことを覚えています。

　高校生のころ、進路に悩んだ私がなりたい大人像を考えたときに、わたなべ歯科で働く歯科衛生士の姿がすぐに浮かんできました。

　専門学校卒業後、歯科衛生士を目指すきっかけとなったわたなべ歯科に恩返しがしたいという気持ちもあり、就職を決めました。

　現在3年目、たくさんの患者さんとお会いしていくなかで、自分の実力不足を痛感することも多々あります。しかし、1人でも多くの患者さんの幸せをサポートできるように、患者さんやスタッフからの学びを真摯に受け止め、これからも前を向き、努力を絶やすことなく、スタッフ全員が気持ちを1つに働いていけるように、切磋琢磨して頑張っていきたいと思っています。

　最後に、このようなすばらしい職場にしてくださっている院長と仲間たちに、心から「ありがとう」と伝えたいです（**下図**）。

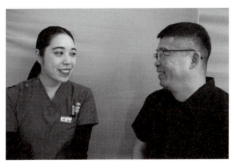

▲院長（右）との2ショット

Chapter 2 関東地方 ❹

医院承継からの思い切った医院改革

千葉県・斉藤歯科医院

Data
立地環境：駅から徒歩5分、向かいに大型商業施設（歯科医院は入っていない）がある。子どもから高齢者まで患者層は広く、千葉県内沿線から多く来院されるが、県外から来られる方も少なくない。／総面積：本院115.7㎡（約35坪）、分院82.6㎡（25坪）／ユニット数：本院5台、分院3台（すべて半個室）／スタッフの人数と内訳：歯科医師5名、歯科衛生士8名（パート2名）、歯科助手9名（アルバイト8名）／1日平均患者数：約70名

院長
北沢 伊

🏠 住宅地　　🌳 郊外　　🏢 都市部　　🏥 職場環境　　🏃 定着　　📝 教育

当院の概要

　当院が位置する津田沼は、千葉県習志野市の地名です。千葉県内では千葉中央、船橋、柏などとならび関東有数の繁華街があります。交通アクセスがよく、津田沼駅ではJR総武線の快速と各駅停車が発着します。快速なら東京駅や品川駅、各駅停車なら新宿駅や秋葉原駅へダイレクトにアクセスできます。津田沼駅から東京駅には快速で28分、新宿駅までは各駅停車で53分と所要時間も短く、通勤・通学に便利であるため、ベッドタウンとして人気があります（図1）。また、2013年に津田沼駅南側の広大なエリアに新たな街「奏の杜」が誕生し、魅力ある街として成長してきています。

　筆者は2003年に大学を卒業してすぐに斉藤歯科医院に勤務しました。その当時は周辺に更地が多く、向かいにある大型商業施設「AEON」が建設工事中で、砂埃が舞う中を通勤したのを覚えています。

恩師から歯科医院を承継

　恩師である斎藤英生先生から歯科医院を引き継いだのは、2013年のことです。斉藤歯科医院は勤務した当初から働きやすく、雰囲気のよい患者さんが多く来院されており、斎藤先生も細かいことをいう方ではなかったために

勉強しやすい環境ができ上がっていました。こうした環境で長く勤務させてもらえていたため、卒業当初に抱いていた「いずれ独立して自分の歯科医院をゼロから作りたい」という願望よりも、「斉藤歯科医院を引き継いでいきたい」という思いのほうが強くなっていきました。

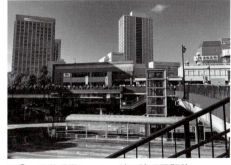

図❶　通勤通学ラッシュ時の津田沼駅前

　そうした思いをお酒を飲んだ勢いで伝えると、斎藤先生は非常に喜んでくださり、斎藤先生が千葉県歯科医師会の会長選挙に出馬するのをきっかけに、斉藤歯科医院の看板を引き継がせてもらうことになりました。

スタッフ採用は環境づくりが最優先

　本書のテーマは「スタッフの採用」ですが、正直申し上げて、スタッフを採用する際にこだわっている点はありません。面接の際、必ず聞くようなチェックリストはありませんし、その人の経験や過去についてもほぼ確認しません。唯一確認するとしたら「笑顔」ぐらいでしょうか。
　後述しますが、歯科医院は気持ちのよい環境づくりが最優先であり、環境がよければスタッフは辞めませんし、そもそも人材を募集する必要もないわけです。いまでも当院ではスタッフ募集を出していません。

スタッフがなぜ辞めないの？──拘束時間の改革

　同業の仲間や、近隣の歯科医院の院長からよく質問されます。「斉藤歯科医院はスタッフがあまり辞めないって聞いているけど、どうやっているの？」と。その答えは、「よい環境づくりを心がけている」となります。
　2021年、喜ばしい報告でしたが常勤の歯科衛生士が4人同時期に妊娠し、全員一時離職するというまさかの事態が発生しました。しかし、いまは全員復職し、育児をしながら勤務してもらっています。また、最近ではアルバイトの大学生が当院へ就職を希望してくれて、今年の春に新卒で歯科助手とし

て入職しました。

　なぜ、当院のスタッフは帰ってきてくれるのでしょうか。

　きっかけの１つは、院長になった直後に行った、「拘束時間の見直し」だったと思います。どこの歯科医院もそうですが、朝の準備からスタートし、夜の片づけの時間も含めると、常勤のスタッフの拘束時間は10時間を超えることもありました。引き継ぐ前は10：00〜20：00を診療時間としていたために、極端にいえばスタッフは院内の片づけをして帰宅したら、食事をして寝るだけの生活だったのではないでしょうか。

　そこで、診療時間と勤務時間を大幅に変更しました。診療時間は平日が18：30まで、土曜日・日曜日は両日14：00までとしました。土曜日と日曜日の診療時間を同じにしたのは、土曜日勤務のスタッフと日曜日の勤務スタッフの勤務時間の格差をなくすためです。他にも大きく変えたのは、社員全員を平日の４日間のうち、２日間は17時に帰れるようにシフトを決めたことです。

　これにより、早く上がれる日には家族や友人と食事をしたり、自分の時間が大幅に増えたためにスタッフの精神衛生には大きな余裕ができたように思います。

スタッフは家族と同じく大切に

　歯科医院でスタッフと共有する時間は家族と過ごす時間よりも長いと思います。そのため、筆者はスタッフを家族と同じように大切に思っています。

　デンタルダイヤモンド別冊『一問三答のスタッフ教育　こんなときどんな対応？』[1] でも書かせてもらいましたが、筆者はスタッフが萎縮するような叱責はいっさいしません。むしろ、受付やチェアーサイドで患者さんとトラブルになった際にはいっさい助言せず、トラブルを起こした本人が模索して、自分の力で解決してもらうようにしています。トラブルを起こしたのは本人であり、それは歯科医院や院長の課題ではなく本人の課題だからです。院長や上司が「こうしたらよい」などとアドバイスしてもそれが最善の方法とは限りませんし、何より自分で考えて解決するチャンスを潰すことになります。子どもを育てるのと同じで、自分で解決できる力を養ってもらうために、共感し応援するだけでよいのではないかと考えています。

仕事以外で共有できる時間

毎日、真剣に患者さんと向き合っている時間は非常にエネルギーを使いますし、歯科医師や歯科衛生士、歯科助手がお互いに気を遣いながら職場で時間を共有するのはどの歯科医院も同じだと思います。

本項を読んでいる先生方のな

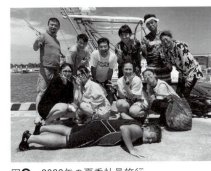

図❷　2022年の夏季社員旅行

かにも、同じ考えをおもちの方は多いかと思いますが、筆者は職場以外でもできるだけ多くの時間を共有できるように、機会を設けています。食事会や旅行など（**図2**）、なるべく職場から離れて、共有できる時間を作るようにしています。

歯科医師や歯科衛生士、歯科助手の仕事の内容は異なりますが、目指す目標は同じです。真剣に仕事に向き合っているからこそ、お互いの主張がぶつかり合い、距離ができてしまうときもあります。そのため、なるべくそのような心の距離を作らないように、こまめに擦り合わせをして、ねじれた人間関係を作らないようにしています。

分院を展開し、院内システムも一新

前述したように、出産を無事に乗り越えたスタッフが4人戻ってくれました。患者さんも増え「手狭になってきたなー」と考えていた折、隣接するビルの1階に空きが出たため、すぐにビルのオーナーに問い合わせました。オーナーには快諾いただき、2022年5月に分院を開業しました（**図3、4**）。隣接する場所にちょうど空きが出たという偶然もあり、理想的な場所に分院を展開できました。歯科医院を引き継いだときは3部屋だった診療室が現在は8部屋に増え、多くの患者さんを迎え入れることができています。

分院ができてよかった点は、受付が分散できたため、待合室での会計待ちや診療待ちなどの混雑がなくなったことです。そのため、歯科衛生士も歯科医師も、以前よりも余裕をもって診療できるようになったと感じます。また

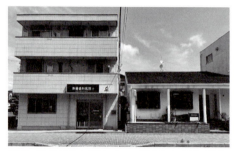
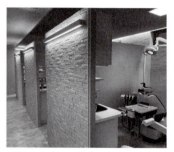

図❸　空きが出た隣接ビルに増設した分院（左）と本院（右）

図❹　分院内の内装は白を基調とし、本院と同じくすべて半個室とした

　分院ができたことで、いままで紙媒体で行っていた予約システムも、分院とクラウドで共有するために大きく変えなければなりませんでしたし、精密機械の導入など（**図5**）による出費があり、最初は不安も大きかったですが、現在のスタッフや患者さんの雰囲気を見ていると、思い切って決断してよかったなと思っています。

　診療時間や勤務時間を縮小することにより、経営上のマイナスを気にする先生は多いと思いますし、一歩踏み出すには勇気が要ります。ですが、筆者の場合は経営面ではむしろプラスになっています。最後まで集中して仕事できるうえに、ケアレスミスやクレーム、トラブルがなくなりました。何より、スタッフがストレスを抱えずに仕事を楽しんでいるように見えます。院内環境がよくなると、患者数や売上も順調に伸びるのです。筆者が患者さんの立場だったら、気持ちのよい挨拶や言葉遣いなど、接遇のよい歯科医院に通いたいと思います。こうした環境を作るための近道は、スタッフに接客や接遇のセミナーを受けさせるのではなく、スタッフが気持ちよく仕事に集中でき、自然と笑顔が出せるような環境を作ることが重要だと思います。

　本項を読んでいただくと、いかにも筆者の考えだけで医院改革を行っているかのように映ったかもしれません。しかし、実は診療時間や勤務時間の工夫はスタッフからのアイデアであり、筆者から生まれたものではありません。

　患者さんとコミュニケーションをとるのと同様に、スタッフに対しても傾聴・共感・受容[2]を忘れずに、よい関係を築いてほしいと思います。

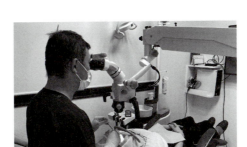

図❺　マイクロスコープを本院、分院ともに完備

④千葉県・斉藤歯科医院

【参考文献】

1）北沢 伊：一問三答のスタッフ教育 こんなときどんな対応？．別冊デンタルダイヤモンド，47(2)：55, 2022.
2）矢島安朝：歯科大教授が明かす 本当に聞きたい！ インプラントの話．角川マガジンズ，東京，2013.

これが決め手

院長や同僚に恵まれた最高の職場

歯科衛生士　**山下綾香**

　私は、学生時代にタウンワークの冊子を見て当院を知り、アルバイトとして勤務していました。大学卒業後は一般企業に勤めましたが、「斉藤歯科医院でまた働きたい」という強い思いから、歯科助手として働き始めました。その後、勤務しながら歯科衛生士学校に通い、資格を取得。いまでは子育てをしながら歯科衛生士として働いています。

　私が当院で12年間も勤め続けている1番の理由は、「周りのスタッフに恵まれているから」です。

　患者さんやスタッフに対する院長の姿勢を見ていると、自然と「院長の役に立ちたい、力になりたい」という思いになり、積極的に仕事に取り組むことができます。また、同僚の女性スタッフもよい人ばかりで、「こういう人になりたい」という目標になるスタッフが側にいることは、恵まれた環境だと思います。おかげで私は、毎日楽しく当院に勤めています。

Chapter 2 関東地方 ❺

歯周病予防・治療を中心とした診療スタイルの確立

東京都・医療法人社団 麗歯会 石谷歯科医院

Data
立地環境：駅から徒歩1分の住宅地。小児から老人まで幅広く来院
総面積：約79.3㎡（約24坪）
ユニット数：4台
スタッフの人数と内訳：歯科医師1名、歯科衛生士3名、受付1名
1日平均患者数：約25名

院長
石谷昇司

 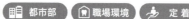

当院の成り立ちと立地

　現在地に開業してすでに20年が過ぎました。開業前は都内でおもに百貨店内に歯科医院を構える医療法人に勤務しており、その当時の患者層はビジネスマンが中心でした。8年間勤務したうちの最後の2年間くらいで、自分の理想とする歯科医院像を築いたように思います。

　そのころに入会したスタディグループでは歯周病治療に造詣の深い歯科医師が多く参加しており、かなり影響を受けました。また同じころ、矯正歯科治療を行っていた同級生から矯正歯科を学び始め、小児矯正や包括的治療にも興味が湧いてきたため、「開業するなら住宅地で、できればお子さんからご老人まで幅広い患者さんが来院できるようなところがよいかな」と漠然と考えるようになっていました。

　そのような折、スタディグループの先輩から「移転するので、いま使っている歯科医院を買わないか」と、居抜き開業の話を打診されました。開業地に土地勘はなかったものの、立地的に好環境ではないのがわかりました。しかし、先輩がすでに予防型のシステムを構築していたので、それに乗っかるのも悪くないと思い、開業を決心しました。

　当院は地下鉄千代田線・北綾瀬駅から徒歩1分の位置にあります。「徒歩

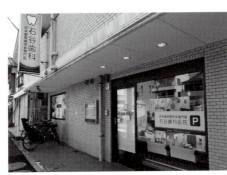

図❶　当院の外観。看板には「日本歯周病学会専門医」と明記し、当院のホームページのURLも記載している

1分」というと聞こえはよいですが、開業当時からしばらくの間は綾瀬駅からの引き込み線を利用しないと北綾瀬駅にアクセスできませんでした。交通の便が悪く、遠方から来院される患者さんには不便をおかけしました。

　近年、駅舎やホームの改築が行われ、千代田線の直通列車もできて都心へのアクセスが格段に改善されました。その影響か、駅前には少ないながらも商店が立ち並ぶようになり、近隣はにわかに活気づいています。

歯周病予防・治療を診療の中心に据える

　「歯周病治療をしっかりやるんだ！」という思いで開業したものの、当初は集患に苦労し、経営的に苦しい時期を過ごしました。しかし、開業当初から掲げてきた自分の理想を変えることなく、診療を続けました。そして、日本歯周病学会の歯周病専門医を取得してからは、当院のホームページや看板にも記載したところ、それを見て遠方からの患者さんも徐々に増えていきました（**図1**）。それに伴い、開業時は歯科衛生士1名、助手1名だったスタッフも徐々に増やしていきました。

　ご存じのように、歯周病予防・治療（とりわけ歯周基本治療とメインテナンス）では歯科衛生士が大きな役割を担っています。基本治療中のブラッシング指導およびSRPのノウハウやスキル、歯周外科治療の手順や使用するインスツルメントの選択、メインテナンス中に異常箇所を見つける能力や効果的なPMTCの技術、さらには最低限の咬合や歯列の状態に関する知識な

⑤東京都・医療法人社団　麗歯会　石谷歯科医院

ど、習得すべき事項は枚挙にいとまがありません。

　もちろん、はじめからハイレベルにすべてをこなせる歯科衛生士はいませんが、歯周病に興味をもちながら一歩一歩進んでいくことで、徐々に身についていくものだと考えています。少なくとも、治療のベースとなる考え方や理念、優先順位などは、歯科医師と歯科衛生士を中心としたスタッフは共通認識を保つべきだと思います。

　幸い、開業当初からいまも在籍しているチーフ歯科衛生士は、筆者の歯周病に関する治療観などをほぼ理解してくれています。メインテナンス時には、とくに指示をしなくても自分から動いてくれるほどに成長しており、たいへん助かっています。

当院のスタッフ採用のポイント

　これまでスタッフに関する理想を述べてきましたが、東京23区内の僻地ともいえる当院の立地も相まってか、スタッフの採用は苦戦の連続でした。募集をかけても選べるほどの人数は集まりませんし、せっかく採用してもお互いの認識の乖離により、短期間で辞職するケースも多く経験しました。また、せっかく育った人材も結婚・妊娠など女性特有のライフイベントにより退職を余儀なくされたことも、しばしばありました。

　以上のような状況のなかではありますが、採用にあたっては面接時に次のようなことを行ってきました。

1．歯周病予防・治療に興味があるかを確認する

　当然のこととして、最初から歯周病予防・治療に興味をもっている方のほうが採用しやすいです。その際、経験よりも「やる気」を重視しています。歯周病予防・治療を満足に行っていない他院で長く勤続した方よりも、知識はなくても若くてやる気があり、あまり他院の色に染まっていない方のほうが育成しやすいと考えています。

2．どのような経緯（メディア）で当院の募集情報を知ったかを確認する

　ハローワークや当院のホームページを閲覧して応募された方は、その他を経由された方よりも手堅い人材が多いように感じています。当院のホームページには歯周病予防・治療に関する情報を掲載しており、そうした点は、意識の高い方の興味を引きやすいと思っています。

> - 人と接する場合において、あなたの長所と短所を書いてください。
> _____
>
> - あなたが、患者さんとして初めて行く歯科医院の受付に望むことは何でしょうか。また、どのような受付だと安心できますか。
> _____
>
> - 次の事項を簡単に説明してください。
>   ①歯肉炎 _____
>   ②歯周炎 _____
> - スケーリング・ルートプレーニングを行うときに必要と思われる、すべてのインスツルメントを挙げてください。
> _____

図❷ 面接時の筆記試験（抜粋）

なお、以前は当院のホームページを見て入職を希望する方が多かったのですが、昨今はほとんどの方が人材紹介企業を経由して応募してきますので、認識を改める時期に来ているかもしれません。

3．現在の歯周病予防・治療に関する知識はどの程度かを確認する

当院では面接時に簡単な筆記試験を実施しています（**図2**）。まずは職種を問わず、自分の性格や素養、長所や欠点などの自己分析を書いてもらいます。設問には自分の言葉で忌憚なく答えてもらいます。

続いて、歯科衛生士の方には歯周病予防・治療に関する問題に答えてもらいます。問題を解けたからよいということではなく、あくまで現在の知識水準を確認するために実施しています。

入職後の業務内容

入職後は歯科助手は当然として、歯科衛生士でもまずは診療補助から始めてもらっています。これは普段筆者が行っているさまざまな治療内容を把握するとともに、当院では歯科衛生士業務は担当制としているため、やがて担当するであろう患者さん個々人の人となりを把握してもらう狙いもあります。

歯科衛生士業務が中心と思って当院に入職してきた方はここで躓くことも

⑤東京都・医療法人社団 麗歯会 石谷歯科医院

055

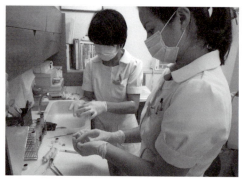

図❸　歯周組織再生療法に使用するPRGF-Endoret®（BTIジャパン）の院内研修の様子

ありますが、新人・ベテランを問わず、同様の扱いをしています。

　診療の基本として、「できるだけ削らず、神経を取らず、抜かない」をモットーにしています。幸い、治療内容に理解が得られると、自分の家族や友人を紹介してくれるスタッフも多く、筆者のやる気の一助になっています。

　とくに歯科衛生士には、「自分で考える力を身につけてほしい」と、常々考えています。患者さんがメインテナンス中に不調を訴えたとき、それがどのような痛みや違和感なのかをきちんと聞き出し、口腔内をよく観察してその原因が何なのか、詳細に診査すれば必ずわかるはずです。担当制としているのも、比較的長いスパンで同一の患者さんを診ることで、さまざまな変化に気づいてもらいたいと思うからです。

PRGF-Endoret®療法の導入と院内研修

　また、当院では10年ほど前より、外科手術時にPRGF-Endoret®療法（BTIジャパン）を取り入れました。歯周組織再生療法を代表とする歯周外科のみならず、インプラントフィクスチャー埋入時や抜歯窩温存術、上顎洞挙上術、囊胞摘出術など、使用用途は多岐にわたります。その成否の鍵はPRGFの作成に大いに依存しますので、失敗のないようにまずは先輩歯科衛生士の手技をしっかり観察させ、必要に応じて実技練習を重ねます（図3）。PRGFの作成に慣れたころから、本番のオペに臨んでもらうようにしています。

今後の課題

　当院では定期的なミーティングや勉強会をとくに設けておらず、疑問があったらそのつど教えるスタイルを取っています。このやり方は手っ取り早い反面、スタッフ能力の平均化や一定の知識の定着には適しておらず、今後の課題と考えています。

　また、これは当院のみならず歯科界全体にいえることですが、歯科衛生士を希望する人口の減少と、仕事を継続する困難さについて、問題意識をもっています。昨今ではせっかく国家試験に受かっても歯科衛生士にならず、一般職として就職することも少なくないと聞き、忸怩たる思いにかられます。

　歯科衛生士はやりがいのある職業です。多くの歯科衛生士がやりがいを感じられる職場がもっともっと増えるように、われわれ歯科医師もつねに問題意識をもって努力を続けていかなければならないと思います。

「予防」が診療の中心に据えられている

歯科衛生士　**土橋裕子**

　私が当院を就職先として決めた最大の理由は、歯周病専門の歯科医院として「予防」が診療の中心に据えられていたからです。歯痛などの症状が出てから来院し、その場しのぎの治療を続けているのでは、歯の寿命はどんどん短くなっていきます。「なぜ治療が必要になったのか？」をあきらかにし、う蝕や歯周病となった原因を予防することが重要だと学生のころから考えていました。また、患者担当制であることも決め手となりました。1人の患者さんに長い期間携われ、変化をチェックしやすいからです。

　当院では患者さんに現状をきちんと説明して適した治療法を提案し、納得していただいたうえで原因の除去から治療を開始します。その後、再発しないための予防方法や、健康な状態を維持するメインテナンスを丁寧に継続していきます。歯周病専門医・指導医である院長と、認定歯科衛生士が在籍する当院で、私も研鑽を積んでいきたいと思います。

Chapter 2　関東地方 ❻

予防から総合歯科治療まで
完全バリアフリーの働きやすい環境

東京都・医療法人社団すみれ会 サクラパーク野本歯科

Data
立地環境：オフィス街と住宅地が混在、JR飯田橋駅前
総面積：約198.3㎡（約60坪）
ユニット数：5台
スタッフの人数と内訳：歯科医師2名、歯科衛生士4名、受付1名、
非常勤歯科医師6名
1日平均患者数：約35〜40名

院長
野本秀材

当院の立地と地域特徴

　サクラパーク野本歯科は東京23区の中心に位置する千代田区富士見にあります。本院である野本歯科医院は、1995年に神田神保町で開業しました。大手町に隣接しており、周辺企業に勤める患者さんが多く来院しました。地下鉄3線が乗り入れている神保町駅から徒歩1分という立地のせいか、募集を出せば多くの歯科衛生士が応募してきてくれるため、採用で困ることはありませんでした。応募が多く、2名採用の予定が4名を採用したこともありました。

　20年間神保町で診療してきて患者さんの高齢化も進み、「診療室の床に段差があって歩行しづらい」といった声も聞かれるようになったため、バリアフリーを意識するようになりました。

　そこで、2014年に長年の考えを実現するため、分院・サクラパーク野本歯科を開業しました。立地はJR飯田橋駅前の30階建て高層オフィスビルの3階です。ビルの入口から診療室まで、すべてが完全バリアフリーです。院内は約60坪で各部屋を大きく取り、個室タイプが3ユニット、予防専用部屋には2ユニットを区切って配置しています。院内では車椅子に乗ったままですべてのユニットに移動できます（**図1、2**）。周辺環境は、神楽坂まで

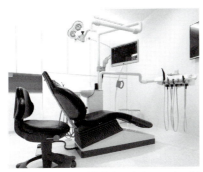
図❶　スタッフが仕事をしやすい、広い個室環境

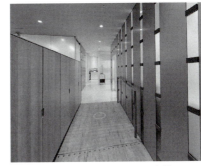
図❷　院内の廊下は幅が広く、車椅子やベビーカーで移動できる。スロープには手すりがある

2分、周辺にはマンションが多く、40階建ての高層マンションが2棟建つ住宅地でもあります。

　また、近くに白百合学園、暁星学園、九段中学・高校、日本歯科大学、法政大学などがある文教地区でもあります。会社勤めの患者さんが大半だった神保町の本院とは異なり、0～90代まで幅広く来院されます。

当院の特徴

　当院は3つのことを考えて設計しました。

　1つ目は完全バリアフリーの実現です。診療室内はすべて車椅子やベビーカーで移動でき、付き添いの方が各ユニットの近くでゆっくりと座って見守れるスペースを作りました。2つ目は衛生管理の徹底で、大型の換気システムと集塵装置を組み込みました。スタッフの滅菌に対する意識向上のため、消毒室も広くして、ヨーロッパ基準の消毒・滅菌を可能にしました。3つ目は、可能なかぎりの情報のデジタル化です。

スタッフ教育の事例

1．小児歯科の日

　月3回、金曜日の午後に小児歯科の時間を設定し、毎回10名以上の小児患者を受け入れています。成人の治療とは別世界の時間と空間を設定するこ

とで、スタッフへの刺激と癒しになっていると思います。小児診療は小児歯科専門の先生に診てもらいます。小児の診療日を決めて小児専用の部屋で診療することは、小児特有の対応を学び、スタッフの診療準備の負担を軽減します。

2．学校歯科指導

　学校歯科医をしている女子中学校の１年生320名・８クラスの生徒に、各クラス１時間ずつ歯科指導を行っています。歯科衛生士がそれぞれのクラスを担当し、自分で工夫して１時間の歯科指導の授業を行いますが、これもやりがいに繋がっていると感じています（**図3**）。準備や指導はたいへんですが、学校歯科の現状を知る有意義な時間だと思います。40人ほどの生徒の前で授業を行うことは、歯科衛生士にとってかけがえのない経験となります。

3．症例発表会・勉強会

　２ヵ月に１回、歯科衛生士による症例発表会を開いています（**図4**）。担当患者の口腔内写真やX線写真、患者情報を各自がPowerPointにまとめて、歯周病治療とメインテナンスについて経過報告を行います。そして、治療経過や今後の診療方針などについて、担当外の歯科医師や歯科衛生士から質問・助言をもらったり、歯周病専門医や指導医にも助言をもらい、診療にフィードバックしています。

　また、テーマを決めて抄読会や勉強会を開き、アカデミックな思考を身につける機会を設けています。

4．患者の実技指導

　月１回、日本歯周病学会指導医による実技指導を行っています。各歯科衛生士が担当している歯周病やSPTの患者さんのなかで、治療経過が悪かったり指導がうまくいかない方を集めて、日本歯周病学会指導医に立ち会ってもらい治療を行います。この機会を、個別の患者対応や刷掃指導、歯周病検査、スケーリング・ルートプレーニングのスキルアップに繋げています。

5．医療安全委員会

　月１回、院内の医療安全委員会を開催しています。スタッフ全員が集まって、一人ずつ報告してもらいます。前回の委員会から当日までの間で、自身が体験した院内でのヒヤリハット、患者さんや他のスタッフを見て気づいた点などを全員に発表してもらい、情報の共有を図っています。それらを、日

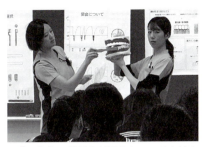 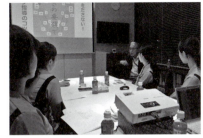

図❸　毎年、学校歯科医をしている女子中学校の生徒に、歯科衛生士が講義、実地指導を行っている

図❹　院内勉強会では、スタッフが交代で症例発表や抄読会を行い、スキルアップに励んでいる

常臨床における医療安全に役立てています。

　情報を共有して、「ヒヤリハットは自分だけではないんだ」という安心感と問題点の共有を促し、それらの問題点を改善することで、スタッフが安心・安全に働けるようになります。この定期的に開かれる医療安全委員会は、当院には必要不可欠です。

6．患者情報の整理と院内のマニュアルづくり

　担当する患者さんの来院状況をまとめており、未来院期間が長い場合は連絡するなど、患者状況を把握しています。また、口腔機能検査や口腔機能向上指導もスタッフ勉強会でマニュアルを作り、どのスタッフでもできるようにまとめてくれています。当院にとっても患者さんにとっても、すばらしい活動です。

スタッフは大事な仲間

　歯科医院は患者さんにとって居心地のよい場所でなければならないと思っています。歯科医院に行くのが嫌だという患者さんは少なくありませんが、居心地のよい歯科医院だと通うことが苦にならず、楽しみに感じてくれる方もいます。院内がきれいで清潔であることは当たり前ですが、スタッフが明るく、優しく、丁寧な応対をしてくれたらどうでしょう。嫌いだった歯科医院が楽しみになります。

　スタッフの対応には、日ごろからのスタッフとの信頼関係が重要です。仕

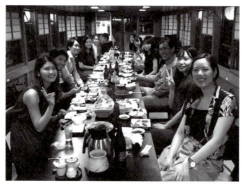

図❺　毎年、夏に行っている屋形船を貸し切っての暑気払いを兼ねたスタッフ慰労会

事にやりがいと誇りをもてるような環境づくりが大切であり、院長の責務だと思います。日ごろからしっかりとしたルールを定めることも大切です。

○スタッフ慰労会を開催

　例年4月にはスタッフ歓迎会、7月には屋形船納涼会（**図5**）、12月には忘年会、3月には送迎会を開催し、また、スタッフ誕生日会など、スタッフ間の親睦会を定期的に開いています。10年前までは海外旅行なども行っていましたが、スタッフの負担を感じたので中止しました。

スタッフ間の雰囲気がよくないときは

　歯科衛生士や受付助手の採用で悩まされるのは、性格の問題です。院内で同じ方向に向かって協力しているときに、あるスタッフが時に違う方向へ向かったり、本人に悪気がなくても、言動や行動が周りのスタッフに影響を及ぼすことがありました。よいスタッフの集団にそういった人が加わると、悪い影響に染まる人も出てきます。そうすると、スタッフ間の雰囲気が悪くなり、よいスタッフまで離れてしまいます。

　こうしたケースでは、悪い影響を及ぼすスタッフの言動を毅然と注意し、場合によっては退職勧奨をする決断も必要です。人手が足りず、スタッフがほしい時期に面接で性格を見極めるのは難しいことですが、嫌な感じがしたら、既存のスタッフを大切に思い、採用を焦らないことも必要です。悪いス

タッフを雇うと、悪い流れが大きくなっていき、トラブルも増えます。苦しくても、よいスタッフに巡り合えるまで待つことが肝要です。不思議なもので、よいスタッフが揃うと新しいよいスタッフが集まってきます。

よりよい職場環境のために

スタッフはそれぞれ、考え方も生き方も異なります。歯科医院の目標を掲げて、各スタッフが自分のやり方で同じ目標に向かって突き進んでいくのが理想です。各人の個性を大事にしつつ、他者を尊重してお互いに敬意と感謝をもてるような、やりがいのある仕事ができる職場であってほしいと思っています。

当院の面接で筆者が必ずお願いする言葉があります。それは、「スタッフ同士で必ず挨拶とお礼を言うこと」、そして「汚れを見つけたら自ら進んで掃除をすること」です。挨拶と掃除は気をつければ簡単なことですが、誰にでもできることではありません。筆者はこの2つの約束が守れる人を採用しています。

自分を成長させてくれる温かい環境

主任歯科衛生士　飯平 夢

　私が何軒かの医院見学を踏まえてサクラパーク野本歯科を就職先に選んだ決め手は、院長の人柄とスタッフのみなさんの明るさです。見学の際には笑顔で迎えてもらい、優しく話しかけてもらったことがとても印象的でした。「自分が患者さんだったら、こんなふうに温かく迎えてくれる歯科医院に通いたい」と感じ、スタッフの一員として頑張りたいと思いました。

　実際に就職してみると、1年目はわからないことだらけでしたが、勉強会などで基礎からしっかりと学ぶことができました。また、歯周病やインプラント、矯正歯科、小児歯科など幅広い分野の経験が積める点も、当院の魅力だと感じます。

　これからも初心を忘れずに、先輩方からしっかりと学び、受け継ぎ、歯科衛生士としてずっと働いていきたいと思います。

Chapter 2　関東地方 ❼

好立地が人を引き寄せ
絶妙な距離感が定着を促す

東京都・**西池袋 TK デンタルクリニック**

Data
立地環境：住宅地にあり、子どもから高齢者まで訪れる
総面積：約72.7㎡（約22坪）
ユニット数：3台
スタッフの人数と内訳：歯科医師1名、歯科衛生士5名、歯科助手1名、
受付1名、その他1名
1日平均患者数：約25名

院長
武末秀剛

開業地の選定が決め手の9割

　2011年2月、池袋駅西口にほど近いビルにて、当院は開業しました。そして、1ヵ月も経っていない3月11日、東日本大震災に見舞われました。院長としての先行きに不安しかない状況に陥ったことを、いまでもはっきりと覚えています。そんな当院の開業に至るまでについて、まずはお話しします。

　筆者は1996年に大学を卒業後、1年間の大学内在籍を経て、数軒の歯科医院で勤務医をしていました。その後、2000年からは草間幸夫先生が理事長を務める西新宿歯科クリニックに入職し、11年1ヵ月もの長い期間、お世話になりました。

　勤務医としての日々を送るなかで、治療技術の大切さのみならず、歯科医院経営の大切さやたいへんさも学ばせてもらいました。そして、「人材確保」と「人材教育」こそが、歯科医院の健全な運営のなかで最も重要な要素を占めていると考えるようになりました。勤務医のころからそのような視点をもつに至っていたため、開業にあたり、「どのようにすれば長期にわたってスタッフを確保できるか」に重きをおくようになりました。

　開業地を探していたころ、池袋駅から徒歩1分ほどの居抜き物件を紹介してもらう縁に恵まれました。当時、池袋駅から徒歩5分程度のところに住ん

でいて土地勘があったこともあり、その物件に即決しました。

池袋駅は都内屈指のターミナル駅であり、そこから徒歩1分という立地での開業は、その後のスタッフ採用においても有利に働くのではないかという強い確信もありました。もちろん、大都市の駅前という土地柄、競合となり得る歯科医院がすでに多数存在していましたし、その後も多くのライバルが開業することは容易に想像できました。それでも、そうしたマイナス要素を加味しても、「スタッフを確保しやすい立地」という利点は、筆者にとっては大きな魅力でした。

このような思惑は功を奏し、開業以来、人材の募集という点では困難な状況に陥ったことはありません。むしろ開業当初は想定していなかった、さまざまな同業者からスタッフを紹介してもらえる幸運にも恵まれ、現在に至っています（**図1**）。

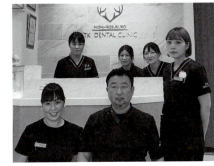

図❶　非常勤のスタッフも多いため、全員で集まることは難しいが、限られた人数でやりくりしている

スタッフからの不満

前述のとおり、スタッフの確保という点では買い手市場ともいえる状況のもと、優秀なスタッフを選ぶことができたわけですが、やはりスタッフに長く勤務してもらってこそ健全な歯科医院経営が可能となります。人間はどうしても、付き合いが長くなれば「慣れと甘え」が生じる生き物です。その点ではいかにスタッフの不満を新鮮なうちに吸い上げ、改善できる点をすぐに改善できるかが運営側として重要になってきます。

こうした理想論は、誰しもがわかっていることではあるのですが、できているかと尋ねられると、筆者自身も疑問に思います。

ただ、当院には、開業時から在籍するスタッフが3名おり、他のスタッフたちが直接筆者に言えないようなことを彼女たちがさりげなくヒヤリングしてくれて、中立の立場から伝言してくれる文化があります。おそらく、自然

と培われたこの文化が、問題が発生しても、それが小さなうちに対応できている秘訣なのだと思います。

この3名のスタッフとは、筆者に対して言葉を選ぶことなく、率直かつ真剣に提言してくれる関係性が構築されています。また、彼女たちは他のスタッフからも絶大な信頼があるため、風通しのよい当院の文化が育まれていると考えます。彼女たちの貢献に、いつも感謝している次第です。

社会保険と厚生年金、福利厚生を完備

当院は法人ではなく個人事業としていることもあり、開業して間もない少人数の時期は社会保険には加入しておらず、スタッフには国民健康保険への加入をお願いしていました。その後、スタッフが増えてきて社会保険への加入を検討していたときに、「スタッフの両親が社会保険が完備されていないことに不安を覚えている」という話を間接的に耳にしたことがありました。そこで、コスト面から迷っていた社会保険と厚生年金への加入を決めました。

これにより既存のスタッフの満足度が向上したことは、院長としてうれしかったのですが、それ以外の効果も目の当たりにしました。それは募集広告についてです。

スタッフ募集の際、それまでと同じ媒体に同じような広告を出していたのですが、社会保険についてはとくに触れていませんでした。社会保険と厚生年金への加入を経て、思い出したように「社会保険完備」を書き加えたところ、その翌日からものすごい勢いで多くの応募が届いたのです。それ以外の条件はまったく変更していないので、それだけ就職を検討してる人たちが「社会保険完備」という点を重視していることがはっきりと認識できました。

スタッフ5人未満の小さな歯科医院だとなかなかそこまでできないという声もよく耳にしますが、スタッフの確保という視点でいえば、検討の余地があるかもしれない、という1つの事例となりました。

オン・オフの切り替え

一生懸命に仕事に取り組んでもらうには、「オン・オフの切り替え」も大切だと考えています。そのため、コロナ禍の前までは、常勤、非常勤を問わず、参加可能なスタッフと慰安旅行を開催していました。それもなるべく普

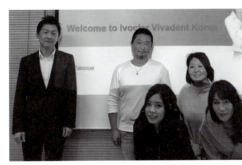

図❷　イボクラール・ビバデント韓国支社での研修

段みんなが足を運ばないような場所や施設を選んでいました。

　たとえば、2泊3日の韓国旅行（**図2**）や高級リゾートホテルであるザ・ブセナテラスに宿泊した沖縄旅行、金沢では星野リゾートホテルに宿泊するなど、非日常を満喫してもらうことに注力しました。徹底的にオフを楽しむことで、「東京に戻ったらまた仕事を頑張ろう！」という気持ちになってもらえるのではないかと思っています。何より、そうした時間をスタッフと過ごせるのは、筆者自身のリフレッシュにも繋がるわけです。

有給休暇ややむを得ない欠勤への対応

　周知のとおり、一定の条件を満たしたスタッフには有給休暇を付与することが決められています。しかしながら、わが国における有給休暇の取得率は他国に比べて低いという統計もあります。仕事を休むことに負い目を感じてしまう国民性も影響しているのかもしれませんが、いわゆるＺ世代（10代〜20代前半の若者）を雇用して久しいわけですから、彼ら・彼女らの考え方にも配慮する必要があります。自分の価値観をそのままスタッフに当てはめようとするのは、危険だと言わざるを得ません。

　そこで当院では、なるべく有給休暇をスタッフが気軽に取りやすいような取り組みをしています。具体的には、有給休暇をとるスタッフの代わりに勤務してくれる非常勤スタッフを、すぐに手配できるというものです。また、病気やその他のやむを得ない理由で急な欠勤を余儀なくされる場合でも、スタッフ同士でカバーし合えるような仕組みを整えています。そのため、有給

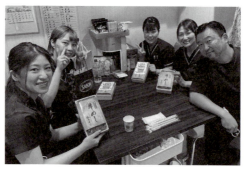

図❸　スタッフの誕生会はお昼休みに。甘いものが苦手なスタッフには高級牛めしでお祝い

休暇や急な欠勤について遠慮せず、体や心に無理をさせないで働き続けられる配慮を行っています。

こうした仕組みを整えると、仕事へのモチベーションの維持・向上や、スタッフ同士の感謝という文化が醸成され、結果として円滑な院内コミュニケーションの構築に繋がると信じています（図3）。

採用は自分の直感を頼りに

スタッフ採用については、多くの書籍やセミナーが存在することからもわかるとおり、とても難しい課題であり、正解はありません。多数の候補者がいたときに、「何をもって1名の採用を決めるのか」もしくは「見送るのか」、非常に難しい決断を迫られる場面が多々あります。

採用に関する最終的な決断に際して、筆者は「自分自身の直感」という、たいへん非科学的なものを大切にしています。そのため、自身の直感が正しく閃くような、少し厳しめの日常を送り続けることを自身に課しています。自身の直感による決定なのだから、その後の結果が望ましくない方向に向かったとしても、そこに反省こそあれ、後悔は生まれないと考えます。

しかしながら、この方法は読者のみなさんに強くお勧めできるものではありません。既存スタッフの意見と異なる決定をした場合、それが思わしくない事態を招くと、スタッフから厳しい意見を寄せられることになりますから、それらに耐え得る強いメンタルも要します。……というのは半分冗談で、実

郵便はがき

１１３-８７９０

料金受取人払郵便

本郷局
承認

6816

差出有効期間
2027年7月
31日まで
切手不要

（受取人）
東京都文京区本郷2-27-17
　　　　　　ICNビル3F
㈱デンタルダイヤモンド社
　　　　　愛読者係 行

フリガナ お名前		年齢　　歳
ご住所	〒　　－	
	☎　　　－　　　－	
ご職業	1.歯科医師(開業・勤務)医院名(　　　　　　　　　　　) 2.研究者　研究機関名(　　　　　　　　　　　　　　) 3.学生　在校名(　　　　　　　　　) 4.歯科技工士 5.歯科衛生士　6.歯科企業(　　　　　　　　　　　)	

取得した個人情報は、弊社出版物の企画の参考と出版情報のご案内のみに
利用させていただきます。

愛読者カード

〔書名〕 採用難でもよい人材を確保するヒント
スタッフ採用これが決め手 Part2

● **本書の発行を何でお知りになりましたか**
  1. 広告（新聞・雑誌）紙（誌）名（　　　　　　　　　） 2. DM
  3. 歯科商店の紹介　4. 小社パンフレットなど
  5. 小社ホームページ　6. その他（　　　　　　　）

● **ご購入先**
  1. 歯科商店　2. 書店・大学売店
  3. その他（　　　　　　　）

● **ご購読の定期雑誌**
  1. デンタルダイヤモンド　2. 歯界展望　3. 日本歯科評論
  4. ザ・クインテッセンス　5. その他（　　　　　　　）

● **本書へのご意見、ご感想をお聞かせください**

● **今後、どのような内容の出版を希望しますか**
  （執筆して欲しい著者名も記してください）

新刊情報のメールマガジン配信を希望の方は下記「□」にチェックの上、
メールアドレスをご記入ください。
　　　　　□希望する　　　□希望しない

E-mail:

| 編 | | 業 | |

際には直感を働かせる前の時点で、ランダムでスタッフにも意見を聞くようにしています。

「参考までに意見を聞かせてくれる？」といった気楽な雰囲気のなかでスタッフに意見を言ってもらい、判断材料に加えたうえで、最終的な決断を下しています。

結局は信頼関係と距離感

仕事に費やす時間は、家族と過ごす時間より長くなる場合が多く、人生において仕事の時間の質は非常に重要です。どれほど給与や待遇がよくても、そうしたものから得られる満足だけでは長続きしません。長く勤めてもらうためには、雇用主であるわれわれとスタッフとの信頼関係こそが最も大切な要素です。そのためには、適切な距離感をお互いに保ちつつ、「親しき仲にも礼儀あり」ということをつねに念頭におくことが、スタッフと長くつきあううえでの秘訣だと考えています。

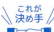

楽しみながら働き続けられる理想的な職場

歯科衛生士　木村恵美子

　私と院長は、院長が勤務医をしていたころの同僚という間柄で、そのころからたくさんのことを教えてもらっていました。その後、当院を開業するにあたり、オープニングスタッフとして勤務する機会をいただき、今日に至ります。

　院長は柔軟な人づきあいができる方で、個々の患者さんに対するしなやかな姿勢は学ぶべきことが多く、刺激を受けています。また、メインテナンスに関するしっかりとした考え方をもっており、歯科衛生士のセミナー参加や設備の充実にも前向きです。いつでも柔軟にスタッフの相談に乗ってくれます。このような環境もあり、スタッフのモチベーションは高く、患者さんに対する柔軟かつ積極的な対応を身につけることができています。

　私は日々、患者さんからの信頼に喜びを感じ、楽しみながら仕事をさせてもらっています。これからも学び続け、当院に貢献していきたいと思います。

Chapter 2 関東地方 ❽

大切なのは長く定着してもらうこと

神奈川県・医療法人千志会 毛呂歯科医院

院長
毛呂文紀

Data
立地環境：住宅地と農地が混在するのんびりとした地域。人口は15万人ほどの地区で、幅広い年齢層が来院する／総面積：約134㎡（約40坪、2、3階合わせて）／ユニット数：6台／スタッフの人数と内訳：歯科医師3名（うち非常勤1名）、歯科衛生士3名（パート含む）、歯科技工士2名、歯科助手3名／1日平均患者数：約70名

🏠 住宅地　🌳 郊外　🏢 都市部　🏥 職場環境　🏃 定着　📝 教育

当院の概要

　当院は横浜市泉区に位置しています。横浜市というと、みなとみらいなどの大都市を想像される方が多いと思いますが、ここ泉区は住宅地と農地が混在する、首都圏としてはかなりのんびりした地域です。現在泉区の人口は15万人程度ですので、中堅の地方都市と同程度と思ってもらえればイメージどおりだと思います。

　当院は開業して29年目に入りますが、当初より幅広い年齢層を対象とした、地域密着型の歯科医院として運営しています。開業当時は2階のフロアだけでしたが、数年後に3階フロアにも拡張し、現在に至っています。広さは2、3階合わせて134㎡（約40坪）程度です。ユニットは6台、技工室やスタッフルーム、院長室、カルテ庫などもあるなか、スタッフは10名ほどですので、少々手狭ななかで診療しています。1日の患者数は70名ほどで、子どもからお年寄りまで、幅広い年齢層が来院しています。

採用を取り巻く環境

　本書では「採用」について執筆を依頼されましたが、読む方々の参考になるように、なるべく当院の「ありのまま」をお話ししようと思います。

表❶　当院で実施した採用方法とその結果。「採用結果」は採用の成否

採用方法		応募総数（反響）	採用結果	定着率*	コスト感
口コミ（全般）		△	○	△	◎
自院ホームページ		×	×	−	◎
専門学校求人票		×	×	−	◎
求人サイト	歯科医師	×	×	−	○
	歯科衛生士	△	○	◎	△
	歯科技工士	△	○	◎	◎
	歯科助手	◎	○	○	◎
紹介業者	歯科衛生士	△	○	△	×
	歯科助手	○	○	×	×
派遣業者		○	○	×	×

＊定着率：2年以上定着（◎）、2年未満で退職（○）、半年以内に退職（△）、数ヵ月以内で退職（×）、採用していない（−）

　採用活動にはもちろん長年取り組んできましたが、たいへん難しい問題です。全国のどの歯科医院の院長もそう思われていることと思います。採用する人は、理想をいえば「若くて、健康で、明るくて、やる気があって、頭がよくて、責任感があって、仕事のスキルも抜群……」などと切りがありませんが、そんな完璧な人はいません。

　歯科医院の規模が大きくなればなるほど採用する人員は増えるので、それだけ院長（理事長）の気苦労も大きくなります。また、歯科医院の業務形態の特徴として「女性が多い職場」であるため、「たいへん」を通り越して、「考えたくない」域に達して悩まれている院長もいるかもしれません。とくに最近の傾向として、歯科衛生士の採用が深刻な問題になっています。どこの歯科医院にも本来いるべき人材が足りない状況です。

当院のこれまでの採用方法と考察

　当院がいままでに行ってきた採用方法を**表1**にまとめました。
　以前は新聞の折り込み広告や地域のタウン誌などの求人広告も行っていま

したが、いまは出していません。スマートフォンが普及した結果、インターネットでの求人サイトを通じた募集が主流になっています。大手のインターネット求人サイト（歯科）も以前から利用していますが、手厚くすればするほどそれなりの広告費がかかります。また、待遇面や給与体系について微に入り細に入り明確にしなければなりません。当然といえば当然なのですが、そういった負担があることを認識したうえで、利用することが大切です。

コスト面だけを考えれば口コミやホームページでの募集は優れていますが、反響がほとんどありません。求人サイトによっては、無料で載せることもできますが、検索上位に掲載するためには費用がかかります。また、応募者に直接スカウトメールを送ることができるサービスもありますが、経験上かなりの数を出さないと反響は望めません。自院の求人に対する理念のようなものを広く告知することを目的として、辛抱強くスカウトメールを出し続けた時期もあります。いつかその種が芽を出す日を期待してのコストと考えています。

歯科衛生士がいなくて本当に困ったときは、派遣業者に頼むときがあります。紹介予定派遣の場合、当院にマッチした人であればそのまま採用することを考えますが、残念ながらいままでにその経験はありません。派遣に関しては「本当に困ったとき」には役に立ちますが、コストがかかるので日常的に利用するのは難しいと思います。

また、紹介業者を利用することもありますが、かなり高額の紹介料を求められます。歯科助手に関しては求人を出せばかなりの応募が期待できますが、未経験者やすぐに退職する人も多いのでこちらもたいへんです。

採用に関しては苦労が絶えませんが、よい話もあります。2021年に歯科助手で採用した女性が、歯科の仕事の楽しさに目覚め、2022年4月から歯科衛生士専門学校（夜間）に通い始め、来春卒業予定です。もちろん卒後は、当院で採用する予定です。

歯科技工士は義歯の修理調整などもできるので、歯科助手兼務として採用することがあります。一般の歯科技工所よりも待遇面などで「よい」と判断してもらえれば、歯科医院に勤務してくれることもあり得ます（**図1**）。

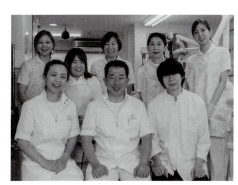

図❶　当院のスタッフ一同

なぜ歯科に人材が集まらないのか

　当然のことながら「景気のよいところ」に人は集まります。現在世界的に人気の企業はIT関連のようです。一方、歯科界は長期にわたり経済的な低迷が続いていますので、まずはこれが人材難の大きな原因かもしれません。とくに医療保険の伸び率は低く、材料費や機器の高騰、高額化などで多くの歯科医院は苦しい経営状況と考えられます。経営状況は直接人件費に反映されます。

　歯科衛生士のイメージは3K（汚い、きつい、危険）どころか、いまでは6K（3K＋厳しい、帰れない、給料が安い）といった声まで耳にします。筆者は歯科衛生士はすばらしい仕事だと考えています。患者を幸せにできる、とてもやりがいのある仕事だからです。しかも、やる気があれば生涯を通じて続けることができます。

　ある知人の歯科医師は、学生向けのパンフレットを作成して配布していると聞きましたが、とても有益な活動だと思います。筆者も友人の高校教師に「進路指導のときに歯科衛生士を推薦してほしい」とお願いしたところ、彼の娘さんが専門学校を受験してくれました。知ってもらいさえすれば、希望者はまだまだ眠っていると感じます。おそらく世間的に歯科の仕事の認知度が低いのだと思います。時間はかかりますが、地域の歯科医師会や知人を通じて、広く啓蒙活動を継続する以外に方法はないと感じています。

金銭的報酬、非金銭的報酬

　以前、一般的な会社の採用担当の方と採用についてお話をしたことがあります。彼は「入社よりも辞めないことが大切です」とおっしゃっていました。入社理由になるのは、いわゆる「金銭的報酬」です。具体的には、「給与、賞与、インセンティブ、社会保険、福利厚生、退職金制度、住宅補助」といったものです。一方、退職理由になりやすいのは「非金銭的報酬」が多いといいます。すなわち、「仕事の面白さ、やりがい、仕事の重要性、成長実感、社会的意義、コミュニケーション、成長予感、経営理念、組織風土、職場環境、人間関係」などです。

　この話は、われわれにとってたいへん示唆に富んでいます。個人的な実感として、歯科医業（診療）は退職理由に基本的には当てはまらないと考えられます。もし辞めていくスタッフがこの「非金銭的報酬」のなかのどれかを理由に挙げるのならば、まずはその部分の是正から着手することをお勧めします。そのうえで「金銭的報酬」を充実し、雇用しやすい環境づくりを行う必要がありそうです。採用活動を考えたとき、どうしても「金銭的報酬」に目が行きやすいのですが、入社時よりも、入社後になるべく長くよい仕事をしてもらうことが大切と意識すると、歯科医院の利益に繋がっていくと思います。

現在の取り組みと今後の計画

　現在当院では、①求人サイトに求人広告を出す、②非金銭的報酬を充実させる、③スタッフ教育（**図2、3**）を充実させる、④金銭的報酬を充実させる、⑤歯科衛生士はパートを含め柔軟な雇用条件を考える、といった取り組みを進めています。また、既存の患者さんに「歯科衛生士の募集を行っているので、もし知り合いがいたら紹介してほしい」というダイレクトメールを出すことを検討しています。信頼関係のある患者ならば、親身に考えてくれる手応えがあります。

　少し前、深刻な歯科衛生士不足を緩和するために、「神奈川県歯科医師会で歯科衛生士学校を作る」という話があり、筆者は大賛成でしたが、いつの間にか立ち消えてしまいました。それならばと、いまは地区歯科医師会の有志で「専門学校に通う学生の奨学金制度を作ってはどうか」と相談をしてい

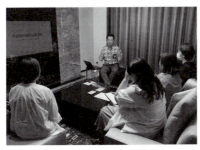
図❷　社員旅行にて行った研修会

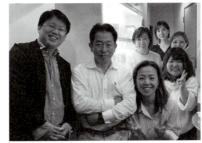
図❸　中原維浩先生（医療法人社団栄昴会：左）による物販のプライベートセミナーを受講。物販の売り上げはスタッフの月々のインセンティブ（プチボーナス）としている

ます。さらに、高校生向けに歯科衛生士の仕事を紹介する冊子を配布するなどしています。地道なアピールがいつか結果を出すと信じています。

筆者の経験が、読者のみなさんの「採用」に少しでも役立てば幸いです。

> **これが決め手**
>
> ### 理想の働き方ができる職場
>
> 歯科技工士　**榎本愛美**
>
> 　私は当院に勤務して今年で11年目になります。歯科技工専門学校を卒業し、国家試験を経て歯科技工士資格を取得しましたが、いざ就職となったときに幼いころからの夢である歯科技工に携わりながら、歯科医院で働きたいという願いが強くなり、院内ラボのある歯科医院への就職を希望しました。
>
> 　就職活動をしているなかで出会ったのがいま勤務している毛呂歯科医院です。「自分が治療を受けるならどんな歯科医院がよいだろう」と想像しながら求人情報掲載サイトとホームページを閲覧し、応募しました。患者さんに寄り添いながら精密で丁寧な治療を行い、また、ただ治すだけではなく、その後のフォローアップを行う院長はじめ、副院長やスタッフのみなさんを間近で見て、この歯科医院でなら歯科技工に携わりながら医療人としてより成長できると思い、現在も従事しています。

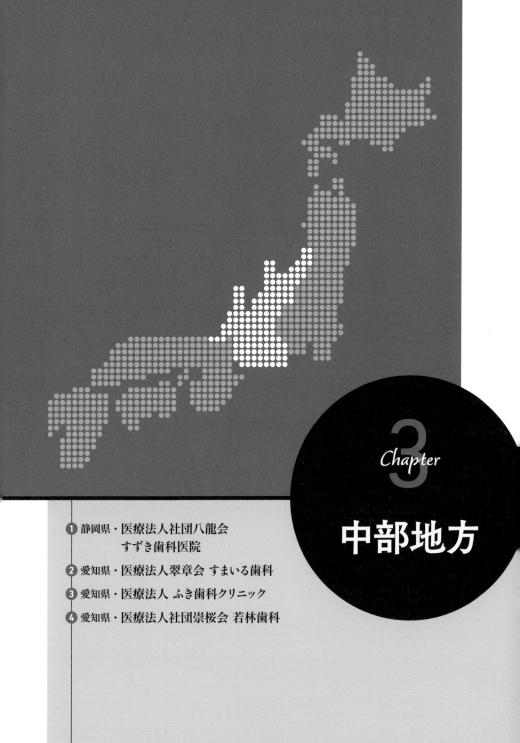

Chapter 3 中部地方

1. 静岡県・医療法人社団八龍会 すずき歯科医院
2. 愛知県・医療法人翠章会 すまいる歯科
3. 愛知県・医療法人 ふき歯科クリニック
4. 愛知県・医療法人社団崇桜会 若林歯科

Chapter 3 中部地方 ❶

人生は一度しかない。
悔いのない歯科医師人生を

静岡県・医療法人社団八龍会すずき歯科医院

Data
立地環境：JR袋井駅南口より徒歩5分。駅南エリアは近年開発が進み、医療モールや大型商業施設が隣接している／総面積：742.54㎡（224.6坪）／ユニット数：17台／スタッフの人数と内訳：歯科医師20名、歯科衛生士21名、歯科技工士6名、医療クラーク2名、受付事務14名、サポートスタッフ17名／1日平均患者数：約200名

院長
鈴木 龍

🏠 住宅地　　🏞 郊外　　🏢 都市部　　🏠 職場環境　　🏃 定着　　📝 教育

悔いのない歯科医師人生を

　歯科とはまったく関係のない筆者が勧められて入った歯科の世界。東京歯科大学に入学した際、恩師の見明 清先生からいただいた「歯科医師は大金持ちにはなれない。お金を儲けたいのなら会社をやったほうがよい」という言葉は、いまも忘れられません。また、卒業時には「歯科を医科と同じレベルにしたい」という言葉もいただきました。いま思うと、筆者の歯科人生はこの言葉のとおりかもしれません。

　筆者の変わらない目標は、「臨床歯科医として臨床研修中核歯科医院を作ること」です。しかし、卒後35年間のなかで一度だけ歯科を辞めようとしたことがあります。1点10円の保険点数について考えていたら、「これは一生をかけてやる仕事ではないかもしれない」とふと思ったのです。

　そんなとき、奥田克爾先生（東京歯科大学名誉教授）の誤嚥性肺炎に関する講演を聴き、保険制度とはまったく関係のない医療の本質を突いた内容に心を打たれました。それ以来、保険に縛られないあらゆる歯科医療に触れることで、歯科の世界が面白いものへと変わっていきました。睡眠時無呼吸症候群やコーヌスクローネ、インプラント、咬合、矯正……。勉強するほどそれらが繋がっていくのが歯科の面白さだとわかりました。

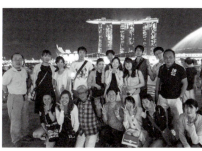 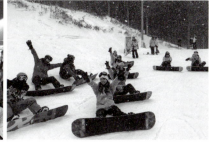

図❶　社員旅行。左：シンガポール、右：北海道

「どうしたら患者がたくさん来るのですか？」と、多くの歯科医師に尋ねられます。筆者は、「本物の歯科の臨床技術があれば、患者に困ることはない」と答えます。「若いときにしっかりと勉強できる環境に身を置き、楽しく歯科の世界に浸りなさい」と、これから歯科医師になろうとする方々に伝えたいです。そのため、当院では学会費用、セミナー費用、交通費、宿泊費を当院で負担しています。筆者が勤務医への教育でいつも考えていることは、どのような教育が各自にとって正しいかを見極めるということです。

スタッフは歯科医療をともに行う仲間

　筆者が時間を共有したい人間、それは自分を中心に考えない人間です。その人たちが普通の生活を営めることが、経営者の使命です。筆者もスタッフも全員が歯車であり、それぞれの役割の大きさや種類が違うだけです。

　最近は行う会社が少なくなってきた社員旅行も、当院では大切にずっと続けています。普段話す機会がない人と交流し、いろいろな思い出を作り、ホテルも食事も豪華に、年1回は普段とは違う世界で仲間と時間を共有したいと思っています（**図1**）。

　雇用に関しては、入社するときも退職するときも制約は設けていません。経営は価値観の問題であり、自分なりの表現をすればよいと思っています。ただし、35年以上の経験のなかで、人への評価ほど難しいものはないと感じます。そのため、給与に大きな差をつけることはできません。

　また、臨床研修が目的の歯科医院のため、給与の歩合制も導入していませ

① 静岡県・医療法人社団八龍会すずき歯科医院

ん。若い歯科医師がやるべきことは、これからの歯科人生を充実したものにするための勉強であり、筆者の仕事はそれぞれの歯科医師が「どのようにしたら将来が楽しくなるか」をプロデュースすることです。楽しく勉強すれば、いまの収入よりもずっと貴重な将来の宝物を得ることができます。自分が望んでやる勉強はどんどん人を成長させてくれます。歯科衛生士も歯科技工士も、それは同じです。

産業としての歯科

　医科と歯科は、保険制度を中心とした産業として成り立っているという大きな共通点をもっています。保険治療において、われわれ歯科医師には医療の対価を決めることも、その材料を決めることもできません。よい面もありますが、条件を100％満たさないと簡単に返戻されてしまうという、０か100かの極端な制度でもあります。人間はエラーをしてしまうものであるという前提のうえに医療安全は成り立っているのに、保険制度は１％のミスも許されないのです。そして、どのレベルの歯科医師が治療しても、どのような設備であっても対価は変わりません。一定の対価にはある程度の患者人数が必要なのです。

　小売業の世界でよく「安くてよいものを」という言葉を聞きますが、筆者は適切な医療を適切な対価で行うことが大切だと考えています。いまは高額納税者の公示が行われないためわかりにくいですが、公示されていた最後の時期に、歯科医師はほとんど登場しなくなりました。さらに、たびたびなされる歯科医師のワーキングプアの報道から、「コンビニよりも多い歯科医院」と揶揄されることが多くなりました。これによる最も大きな影響は、歯科の人気が落ちてしまったことです。入学偏差値が10以上も下がった大学もあります。

　また、設備にはコストがかかります。チェアー３台以下の小規模な歯科医院が多いですが、設備費用は高いです。たとえば、500万円のX線装置を歯科医師１人で使用すれば500万円ですが、５人で使用すれば１人あたり100万円で使用できます（**図２**）。多人数で経営すればよいことが多いのに、しない人が多いのはなぜでしょうか。それは、開業することが歯科医師の最終目的になってしまっているからです。

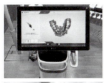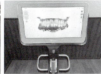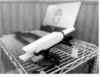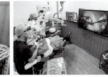
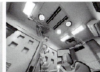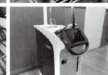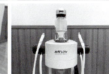
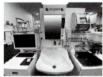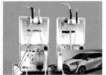
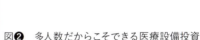

図❷　多人数だからこそできる医療設備投資

① 静岡県・医療法人社団八龍会すずき歯科医院

　都会では今後、3つのタイプの歯科医院が存在すると考えています。1つ目は家賃負担がなく、過剰投資をしない歯科医院、2つ目は大規模歯科医院、3つ目は高い治療レベルが認識されている自費治療中心の歯科医院です。田舎では自己所有の歯科医院の場合、過剰投資を控えていれば経営的な問題はありません。

Sファブラボは未来の歯科技工士像

　先日、女性の歯科技工士の面接を行いました。その方は歯科技工士とはいえ、以前の職場では受付や歯科衛生士のような業務も任されていて、歯科技工士としてのキャリアは卒業直後しか経験できなかったそうです。勤務時間が長すぎることが退職理由だったそうで、終業時刻はなんと深夜の2時だというのです。他の歯科技工士に聞くと、昔はそれが普通だったと話してくれました。歯科衛生士と比べても、歯科技工士の離職率は極めて高く、あまりにも安すぎる技工料金によって過酷な労働を強いられています。

　筆者の挑戦として、当院では原則残業をさせないようにしています。世間の一部の歯科技工士は、劣悪な就業環境からデジタル歯科の世界に移っています。

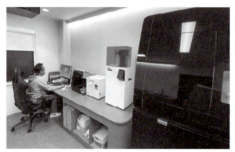

図❸　デジタル歯科技工所「Sファブラボ」

　筆者の歯科人生最後の挑戦の1つが、Sファブラボです（**図3**）。デジタル歯科に特化したラボを作り、そこではほとんどの作業をPC上で行い、歯科技工士はデザイナーとしての役割を担います。当院ではデジタル歯科を院内技工室と院外にあるSファブラボの2ヵ所で行っています。世界最高峰のミリングマシンceramill matik®、高速歯科用3DプリンタNextDent 5100 for ceramill®（いずれも朝日レントゲン）を、わが国で初めて導入しました。筆者の歯科技工士への想いがSファブラボなのです。なお、もう1つの挑戦は歯列学です。

啓蒙セミナーよりも勉強を

　筆者が経営者として実行していることは、給与やボーナスを遅延なく支給し、退職金や産休・育休制度など、一般企業と同じレベルの福利厚生を整備することです。これは特別なことではなく、会社として基本的なことだと考えています。

　人の問題は永遠の問題であり、各経営者が各自の考えに合わせて行えばよいと思っていますが、労働基準法などは必ず順守しなければなりません。筆者は他の歯科医院を意識せず、参考にしないので、いわゆる啓蒙セミナーを必要としません。本当に賢い方は、大声で人に影響を与えることはせず、聞かれたらさりげなく答えるのではないでしょうか。いわゆる啓蒙セミナーに参加するよりも、歯科医業を向上するための勉強、研修を欠かさないことが重要です。歯科を面白いと想う人との繋がりを築くことが大切です。

3つの法人運営の経験から開業相談も

すずき歯科医院は医療法人ですが、その他に設備法人を2つ設立しており、3つの法人を中心に企業体を運営しています。医療法人は歯科医療を行い、1つの設備法人は当院のある土地と建物を所有・管理しており、もう1つはリース会社です。銀行やリース会社に払う金利は高いので、それを当たり前だと思わない発想が大切です。

筆者はこれまでたくさんの痛い経験から、金融や不動産、建築などに関する知識を身につけてきました。その知識から勤務医の開業相談も行っており、当院を卒業した後もサポートを続けています。

事業の継承

筆者はすずき歯科医院を継承する人に、老舗の歯科医院として継承したいと考えています。できれば同じ目的をもった人に、無借金で渡したいと考えています。継承後の負債は継承者の考え方で行ってもらえればよいのですが、多くの仲間の生活がかかっていることなので責任は重大です。自分が関与できない継承後こそが、最も難しい問題であると痛感しています。

「最初の1歩」を決める充実した環境

歯科医師　河野 由

何を始めるにも環境はとても大切です。すずき歯科医院には臨床研修のときからお世話になっており、研修開始時は就職を考えていませんでしたが、終了するころには就職を決めていました。多忙でも患者さんと真摯に向き合う姿勢をもった意欲的なスタッフが多いことが何よりも驚きで、患者さんにとって何が大切か自ら考えて行動するスタッフが多い環境に身を置くと、自然と自身もそうなっていることに自分でも驚きました。

当院には多くの歯科医師が在籍しており、治療におけるさまざまな考え方を学べます。また、他職種のスタッフも多く、多様な価値観も学ぶことができます。緊張しながら面接に来た私に、「歯科医師は楽しいよ」と笑顔で語りかけてくれた院長の言葉が、いまでも忘れられません。

① 静岡県・医療法人社団八龍会すずき歯科医院

Chapter 3 中部地方 ❷

脳科学を活用した魔法の質問で求職者の本質を見極める

愛知県・医療法人翠章会 すまいる歯科

Data
立地環境：田園風景が広がるのどかな街。0〜90歳まで幅広い年齢層の方が来院／総面積：約132.2㎡（約40坪）／ユニット数：9台／スタッフの人数と内訳：歯科医師6名、歯科衛生士15名、歯科助手6名、受付5名、その他13名（分院も含む）／1日平均患者数：約110名

院長
山村洋志明

🏠 住宅地　🌳 郊 外　🏢 都市部　🏥 職場環境　🛌 定 着　📝 教 育

当院の概要

　当院は徳川家康のふるさとである愛知県岡崎市で2006年に開業しました。当院のロケーションは、近くに田園が広がる「THE 田舎町」ですが、教育熱心な三河地区ということもあり、予防歯科・小児予防矯正・自費治療などを希望される患者さんが多い傾向にあります。現在は、2020年に新規開業した分院を含めると、チェアー14台、総スタッフ数45名となっています。

　当院のスタッフの特徴としては、大半のスタッフが結婚・出産後に復帰する点が挙げられます。医院理念の1つに掲げている「スタッフ同士が一生かかわり続ける歯科医院、子どもたちをみんなで育てる歯科医院」づくりが実践できており、当院の安定した技術力・チーム力に大きな影響を与えています。長期管理型の予防歯科医院の構築にあたり、スタッフの長期勤務が大きな鍵となるため、採用面接の重要性は近年さらに増しています。

面接官選びのポイント

　筆者は2006年より「脳科学」の勉強を続けており、院長としてその知識を「スタッフ採用」や「院内の人間関係マネジメント」などに活用しています。本項では当院でのスタッフ採用面接において、必ず質問している「脳科

学を活用した魔法の質問」の一部を説明したいと思います。

まず、採用面接における1～3次面接は幹部スタッフが行っており、院長は最終面接でかかわる形式をとっています。ここで重要なのは、「自院のことが大好きなスタッフが面接官になる」ことです。

現在勤務しているスタッフの多くが、「面接官の"自院愛"が尋常じゃなさすぎて（笑）、少し引きましたが、こんなにも自院のことを愛しているなんて、ぜひとも私も入りたい！」と思ったそうです。面接に来てくれたということは、「私たちの歯科医院を"見つけてくれた"」ということです。その求職者に対して「自院のすばらしさ」を熱く語れるスタッフ。そうした人こそが、面接官にふさわしいのです。

脳科学を活用した魔法の質問

面接官が決まったら、「脳科学を活用した魔法の質問」を求職者に聞いていきます。

[質問1] **あなたは自分で運がよいと思いますか？　運が悪いと思いますか？**

この質問の答えから見抜ける求職者の性格は、「他人への感謝の心をつねにもっている人か？」もしくは「他責傾向、つまり自分には責任はないと考えている人か？」です。毎日の生活のなかで自分のことを「運がよい」と思っている人（**図1**）は、自分の実力が設定された目標に達していたとしても、「自分だけの力で目標を達成したわけではない。運よくみんなが支えてくれたおかげだ。だから周囲への感謝の気持ちを忘れないでおこう」という気持ちになります。そのような考えは言動となって表れるので、周りの人はその人のことをもっと応援したくなります。

すると、別の機会で本当にその人の実力が足りていないときに、周囲の人がプラスαの力を貸してくれることで目標を達成できてしまいます。つまり、「運がよい」と思っているのは「周りに感謝をしている」ということと同義なのです。

では、反対に「自分は運が悪い」と思っている人は、たとえば「信号が青になっているのは当たり前、信号が赤になっているのは運が悪いからだ」という具合に、物事のよい部分を見ようとせず、悪い部分を殊更に強調して捉える癖があります。前述の例で説明すると、「運が悪い」と思っている人は、

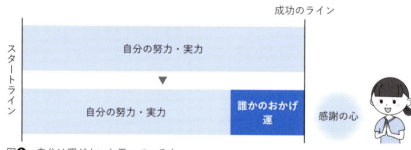

図❶　自分は運がよいと思っている人

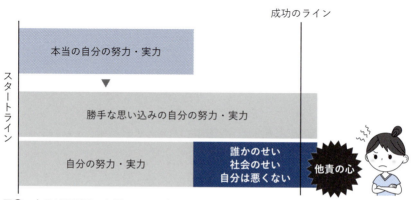

図❷　自分は運が悪いと思っている人

　目標に対して自分の実力が達していない場合でも、それを自分の実力不足とは認めずに、「自分の力は目標に達していた。でも周りのサポートが得られなかったから……」と、うまくいかなかった原因を他人に向けます（**図2**）。運のせいにして、自分の力不足を認めたくないのです。
　こういったスタッフを採用してしまうと、しばらくして院内での不平不満や愚痴、いじめなどの問題行動に繋がることがあります。採用面接のときにそうした性質を見極めることができれば、のちに起こる大きなトラブルを回避できます。

［質問2］当院の採用面接を受けようと思ったきっかけは何ですか？
　「そんなこと、当たり前に聞いていますよ」と言われてしまうからもしれませんが（笑）、このありふれた質問から、実は求職者の深層心理を読み解

くことができます。

　そのときに重要なのが、「当院のホームページを見て、どのようなイメージをもちましたか？」という質問です。たいていの求職者はホームページに目を通して面接に臨んでいます。ここで見極めたい求職者の性質は、「組織に対する個人としての考え方」です。組織と個人を意識したときに、「自分のために組織は存在している」と考えているのか、「組織のために自分は何ができるのか」と考えているのかの違いです。当然、後者のような人材を筆者は採用したいと思っています。

　求職者の多くは二十代前半の社会人経験の少ない若者たちです。就職してからぐんぐんと人間としても成長していくのですが、歯科医院をまるで「学校」のように捉え、「自分は受け身の側で歯科医院が自分に教えてくれる、説明してくれるのが当たり前だ」と思っている人は要注意です。自発的に勉強・行動しない傾向があるだけではなく、歯科医院側がお膳立てをしない場合に、「歯科医院が教えてくれない」という「くれない症候群」と呼ばれるマイナススタッフになっていくことがよくあります。

　そのような傾向の人かを判断する際に、［質問２］が有効なのです。面接時にホームページを見て、どのようなところに当院のよさを感じたのかを質問したときに、「教育がしっかりしていそう」、「先輩が優しく教えてくれそう」など、「誰かが自分に何かをしてくれる、与えてくれる」といったワードが無意識に出てきます。これらのワードを連発する求職者には注意が必要です。

　逆に、われわれが採用したい人材である「組織のために自分は何ができるのか」を考えようとする求職者は、指示待ち人間ではなく、何事も自発的に勉強・練習をする傾向があります。面接においては、たとえば「小児の予防矯正に力を入れているとホームページで拝見しました。自分は学生時代に子どもに接するサークルに所属していたので、その分野において力になれると思います」という返答をしてくれます。

　歯科医院は学校ではありません。あくまでも医療機関です。昼休みや診療終了後の練習、日曜日のセミナー参加などに対して「代休をもらって当たり前」と感じているスタッフは自発的なトレーニングは行わないですし、他のスタッフにも悪影響が出ます。

［質問3］学生時代に熱中して取り組んだことはありますか？

　この質問においては、「県大会に出場した」、「部活のキャプテンだった」などの情報はあまり重要ではありません。歯科医療とは患者さんの人数や売上を競うのが目的ではないため、「どれだけ勝った」や「どれだけ人より優れていたか」は採用の評価に含めていません。結果だけにフォーカスしすぎる性格の人は、即戦力になるかもしれませんが、一方で仲間の足を引っ張るような、チームの輪を乱す存在になる可能性を秘めています。

　この質問においてわれわれが知りたい情報は、その求職者が学生時代の部活動などで与えられたポジション（役割）において、「チームにどのような貢献をしてきたのか？」です。たとえ補欠だったとしても、補欠としてチームにどのようなかたちで貢献し、どのような結果が出たのかを聞き出します。キャプテンであれば、たとえチームが1回戦で負けてしまったとしても、リーダーとしてどのように振る舞い、後輩たちにアドバイスをしてきたのかを聞いていきます。

　大事なのは「どのような結果を残したのか？」ではなく、「自分はその状況でベストな役割を実践できたのか？」です。人生のすべてで勝ち続けることはできないため、うまくいかないときにどのような行動をとってきたかが重要です。当院に就職した後の将来においても、何らかの困難は起こり得ることですので、過去の経験が必ず生きてくるときがやってきます。採用面接の短い時間のなかで、求職者の本質を引き出すことができるかどうかが重要なのです。

大切なのは「自院の理念に合う人」の見極め

　前述のとおり、求職者の本質を引き出す担当者は「自院のことが大好きなスタッフ」です。筆者としては、院長は面接をしないほうがよいと思っています。なぜなら、院長が面接官をすると、無意識に「院長（自分）に合う人」を採用してしまいがちになります。しかし、大切なのは院長に合う人ではなく、「自院の理念に合う人」です。そうすれば、既存のスタッフともきっと仲よくやっていけると思います（**図3**）。

●

　現在のわが国の法律では、一度雇用したスタッフを安易に解雇できません。

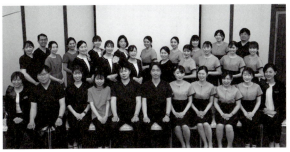

図❸　当院のスタッフ一同

そのため、まずは入口の時点で求職者の本質を見抜いていく努力が、今後さらに重要になると思います。脳科学と採用を含めた歯科医院のマネジメントは非常に相性がよいので、読者の皆様にも興味をもってもらえるとうれしく思います。

こんな素敵な先輩と一緒に働きたい！

歯科受付　**佐野江理**

　学生時代に参加した就職合同説明会で、たまたま通りかかったブースで楽しそうに話す女性スタッフ（中村 綾さん）の姿に、私は一瞬で引き込まれました。立ち寄ってみると、「歯科医院の仲間がいかにすばらしいのか」、「医院理念がしっかりしている」などを詳しく聞かせてもらえました。"院長ではなくスタッフの人がこんなにも「自院愛」を生き生きと話す職場って、どんなところなんだろう？"、そして何よりも"いま目の前で輝いている、中村さんと一緒に働きたい！"と強く感じたことを、いまでもはっきりと覚えています。

　私は今年で入社6年目になりますが、私もいつか、"この人と働きたい、この人と働けてよかった"と後輩に思ってもらえるようなスタッフを目指し、当院とともにこれからも成長し続けていきたいです。

Chapter 3　中部地方 ③

終身雇用医院を作る！
ホワイト企業化を推進！

愛知県・医療法人 ふき歯科クリニック

Data
立地環境：人口減少、過疎化が進む地域／総面積：約413.2㎡（約125坪）／ユニット数：15台／スタッフの人数と内訳：歯科医師5名、歯科衛生士12名、受付3名、歯科技工士1名、歯科助手3名、滅菌担当4名、事務3名、クリーンスタッフ1名、歯科衛生士学校アルバイト2名／1日平均患者数：約85名

院長
河内洋順

義父から歯科医院を承継

　当院は、1979年に義父が岩川歯科医院として開業し、2008年に筆者が承継した際にふき歯科クリニックに医院名を変更しました。当時義父が60歳、筆者が32歳のときです。承継に際して、昭和の医院から平成の医院へと、全面リニューアルを行いました。消毒・滅菌施設を充実させ、ユニットは5台から7台に増やし、歯科衛生士専用ユニットも4台導入しました。

　当院がある愛知県知多郡武豊町は、人口減少が進む地域です。リニューアル前の来院者数はおよそ1日30〜35人でした。患者数も売り上げも減少傾向が続いていましたが、「リニューアルもしたし、私がいればすぐに患者数は増えるだろう」と、なぜか自信満々に考えていました。恥ずかしながら、あのころは若かったです（笑）。

　しかし、筆者の予想を大きく裏切り、患者数は横ばいが続きました。人口減少が進む地域ですので、当院の周りに人がいないのです。当然、スタッフを募集してもなかなか応募がありませんでした。

　それまで、都市部の患者が絶えない歯科医院でしか勤務経験がなかった筆者にとって、まったく環境の異なる地域での開業はわからないことだらけでした。

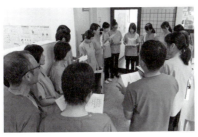

図❶　朝礼の様子

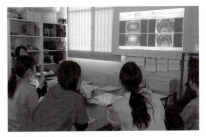

図❷　院内勉強会の様子

新人スタッフが退職……

　筆者が歯科医院を承継した2008年のころ、スタッフたちの間でギクシャクした空気が流れていました。みんな朝礼では下を向いているし、挨拶の声も聞こえない。まるでお通夜のような雰囲気でした（なんて歯科医院に来てしまったのか！　お義父さん、お義母さん、こんな話は聞いてないですよ［涙］）。

　リニューアル開院時にスタッフを6名から9名に増やしましたが、すぐに3名が退職し、6名に戻ってしまいました。理由を調べると、どうやらベテランスタッフの1人が筆者の見えないところで、新人に対してハラスメント行為を行っていたのです。助けてあげられなかった新人スタッフには、いまでも本当に申し訳なく思います。

　この経験を機に、二度とスタッフにこんな思いはさせないと心に誓いました。そして、自院を立て直すべく、マネジメントに力を入れました。

　まずは朝礼でのスピーチを持ち回りで行い、スタッフ間のコミュニケーションを図るようにしました（**図1**）。また、アポイントを調整し、診療時間内に毎週、院内勉強会（**図2**）を開くことにしました。さらに、毎月スタッフ面談の場を設けて医院改革を進めました。

試行錯誤の日々、そして

　「定期予防管理型の歯科医院を作りたい」という想いから、熊谷 崇先生（日吉歯科診療所）や生田図南先生（国際歯周内科学研究会）のセミナーをたびたび受講していました。歯科衛生士を中心とした定期予防管理型の歯科

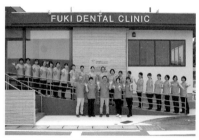
図❸　当院の外観およびスタッフ一同

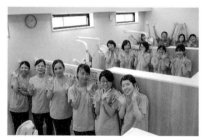
図❹　診療室内の様子

医院には何よりも歯科衛生士の力が不可欠なため、人材確保に奔走しました。

　しかし、歯科衛生士に勤務してほしいという強い想いとは裏腹に、期待したような応募はありませんでした。リニューアル開院の際の費用も思いがけず膨らんでしまい、募集に割ける金銭的な余裕もありませんでした。

　「人口が減っている田舎の歯科医院に、どうしたら応募が来るのか？（しかもお金をかけずに）」。この問題への対策として思いついたのが、診療時間の前倒しでした。診療開始時間を9：00から8：30に、診療終了時間を19：00から18：00に変更し、18：10には完全終了、退勤と改めました。完全予約制に移行していたため、基本的に残業はありません。

　こうした医院改革の甲斐もあって、歯科衛生士の雇用に成功しました。後日、就職してくれた歯科衛生士に、「ウチを選んだ理由は何？」と聞いたところ、「就職活動をしていたときに2つ候補があって、正直、お給料は他院のほうがよかったのですが、終業時間が早いので、こちらに決めました」とのことでした。別の歯科衛生士に話を聞いたときにも同様の理由を挙げていたので、「18時で退勤できる」という点は、歯科衛生士募集の際のアピールポイントになると感じています。

　スタッフを確保し、定期予防管理型の歯科医院づくりを進め、2017年にはかかりつけ強化型診療所の施設基準をクリアしました。おかげで患者数は増加を続け、2020年5月には増築し、ユニットを10台に、2021年3月には11台目を導入しました。そして、2023年にさらに増築して、歯科衛生士専用ユニットを5台増設しました。現在は計15台で診療にあたっています（**図3、4**）。

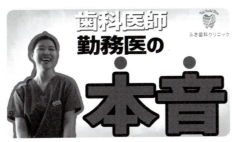

図❺　ふき歯科クリニックの YouTube チャンネル

求人・採用活動

具体的な求人活動としては、歯科衛生士、歯科医師ともに求人専用の web ページを作成しています。また、当院のことをよく知ってもらうために、YouTube チャンネル（https://www.youtube.com/@ふき歯科クリニック）を開設し、筆者や勤務医、歯科衛生士が情報発信を行っています（**図5**）。

採用については、見学や就職希望の問い合わせがあった場合、マネジャー（歯科衛生士）か歯科衛生士の主任が対応します。希望者に対して、見学の日時と見学時の注意事項を伝えてもらいます。

希望者が見学に来た際には、最後に2名のうちどちらかに面接をしてもらいます。そして、見学したうえで入職を希望するのであれば、応募してもらうという流れにしています。

最終的な採用判断の決定は院長である筆者が下しますが、採用の可否は2名の意見を尊重します。

終身雇用医院、辞めたくない歯科医院を作る

質の高い医療を患者に提供し続けるためには、スタッフが長期にわたって勤務し続けられる歯科医院づくりが不可欠だと考えます。そのため、スタッフが歯科医療従事者としてのキャリアの最後まで勤務できるシステムを作り始めています。

1．キャリアに関するシステムづくり

・勤続報奨金システムの作成

- セミナー参加費用負担制度の基準作成
- 賞与の基準化と人事評価制度、物販分配制度
- 昇給基準と退職金制度の明文化
- マネジャー面談・賞与時の院長面談
- 幹部ミーティングの実施（毎週月曜日11：45から30分間、診療時間内）
- 組織図の作成
- キャリアパスプラン（年収予想プラン）

　また、長く勤務できる"ホワイト企業化"のため、労働環境の改善を行っています。

２．労働環境に関するシステムづくり

- 有給休暇を１時間単位で取得可能
- 休日の設定をスタッフ自身が行える（週６で診療しているので、たとえば木・日休みから土・日休みに変更するなど）
- 午後の診療中に各自20分間の休憩タイムを設定する
- 毎年昇給するシステムを作り、毎月の売り上げを公開する
- 人間関係のよい環境を作る（いじめや差別、ハラスメントのない職場を作る）
- つねに１名が余る人員配置を心がける
- 子育てや家族の介護のある歯科衛生士の予定に合わせてアポイントを調整する
- 健康診断、Ｂ型肝炎ワクチン接種、インフルエンザ予防接種に関する費用を補助

ライフステージに合わせた５つの働き方

　女性は結婚・出産・育児などのライフイベントに伴い、本人の意思にかかわらず、働き方の変化に迫られます。そのため、常勤・パートという２つだけではなく、ライフステージに合わせた働き方を５つ準備しています。

- 常勤
- フルタイム準常勤（終業時間より少し早く退社）
- 準常勤（週30時間以上勤務）
- パート（扶養控除の範囲内）

- アルバイト

　これにより、子育てや家族を介護しているスタッフも、より働きやすくなりました。2024年現在、歯科衛生士は12名が在籍していますが、平均在籍年数は約10年以上となっています。

　歯科医院の承継にあたって、「富貴(ふき)」という地名から、「ふき歯科クリニック」と名称を変更しました。筆者の代だけではなく、次の世代にも引き継ぎやすい名称にしたかったのです。義父には複雑な気持ちがあったと思いますが、これからも歯科医院を発展させることで恩返しできればと考えています。

これが決め手
温かい職場環境と目標とする先輩の存在

歯科衛生士　久田彩果

　私は幼いころから患者としてふき歯科クリニックに通院していて、スタッフの方々の働いている姿を見て「かっこいい」と感じ、歯科衛生士という職業に憧れていました。

　高校生のとき、思いきって「私、歯科衛生士になりたいです」とお話ししたところ、河内院長に「では、アルバイトしてみない?」と声をかけてもらったことをきっかけに、ふき歯科クリニックで働き始めました。

　一緒に働く同僚との人間関係が職場を決めるうえで最も大切だと思っていた私は、この歯科医院の温かい雰囲気がとても好きになり、歯科衛生士になっても「ここで働きたい」と思うようになりました。

　ふき歯科クリニックには長年勤務されているベテランの方が多いため、つねに目標とする歯科衛生士像を身近なものとして感じ、頑張れるのも決め手の1つでした。

　最近、後輩も入りましたので、さらに一段上のステップを目指して努力していきたいと思います。

Chapter 3 中部地方 ④

採用コストを惜しまず
求職者との接点を増やす

愛知県・医療法人社団崇桜会 若林歯科

Data
立地環境：最寄駅から徒歩20分。世界的大企業の企業城下町に位置し、流入人口が多い反面、農業調整地にあり住宅街からも遠く認知性は悪い。患者層は小児・親子層と50〜70代が多く、大半が車で来院／総面積：約2142.1㎡（約648坪、駐車場含む）／ユニット数：13台／スタッフの人数と内訳：歯科医師7名、歯科衛生士12名、歯科技工士3名、歯科助手7名、受付3名、診療放射線技師1名、事務1名、保育士2名／1日平均患者数：約110名

院長
米崎広崇

 住宅地　 郊外　 都市部　 職場環境　 定着　教育

居抜きで開業

　当院は、2006年に前医療法人から居抜きで歯科医院を購入するところから始まりました。医院名の「若林」は地域名であり、前医療法人からそのまま継続することにしました。そのころの当院は、1日の患者数が20名前後で、初診が月に10人に満たないことも多々ありました。スタッフは、前医療法人から引き継いだ歯科衛生士2名と受付1名、他は家族である義父（歯科医師）・義母（受付）・妻（歯科医師）の典型的な家族経営の歯科医院でした。開業から2年後に、筆者が大学口腔外科を辞めて当院で働くことになったときから、本格的な採用活動が始まりました。

　筆者が若林歯科に勤務し始めた2008年当時の採用環境は、現在と比べると若年労働者人口も多く、歯科助手・受付の求人票をハローワークに出すと、数日で10人以上の応募があるような状況でした。また、2008年のリーマンショックの影響が翌2009年に顕著になり、ハローワークに求人票を出しに行くと、求職者が列をなしているような状況でした。そのため、受付や歯科助手の求人はハローワークに求人票を出すだけで事足りていました。

　ただし、歯科衛生士に関しては世の中の経済状況とは関係なく、採用困難な状況が続いていました。

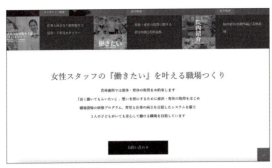

図❶ 当院の求人専用ホームページ

歯科衛生士採用に注力

　筆者は2009年2月に歯周内科治療の先駆者である生田図南先生（熊本県開業）と出会い、歯周内科治療に取り組むようになりました。生田先生からは、今後は歯科衛生士が歯周病予防の中心になること、歯科医師のみが頑張るのではなく、歯科衛生士が活躍する場の創造が経営面の安定に繋がることを教えていただきました。

　そこで、2009年4月からはとくに歯科衛生士の採用に注力していくことになりました。といっても、当時は資金的な余力がありませんでした。そこで、どうすればできるだけ費用をかけずに採用できるかを考え、まずは当院が歯科衛生士を求人中であると周知することから始めました。

Web求人システムの活用

　最初に取り組んだのは、ホームページ（以下、HP）を充実させることです。求人専用のHP（**図1**）を作成するとともに、「院長の歯科医療に対する思い」、「院内感染防止対策の徹底」、「歯科衛生士が主役の歯周内科治療の実践」、「地域医療に対する未来像」などを執筆してコンテンツを作成し、掲載していきました。

　直接検索で当院の求人ページを探し当てて応募する求職者は稀ですが、当院に興味をもってくれた求職者は必ずHPのコンテンツを見てくれています。

同じように興味をもった歯科医院と競合した場合、このように HP が整備されている歯科医院とそうではない歯科医院では、大きな違いがあります。歯科衛生士が就職先を検討する際、多くの競合歯科医院と比較したうえで選んでいることを考えると、HP の充実は必須といえるでしょう。

当院でも行ったように、求人専用の HP を自院 HP とは別に立ち上げたほうが、効果があると思います。SEO 対策を考えても、求人サイトは PC 用ではなく、スマートフォン専用またはレスポンシブ Web デザインにしていることが必須です。

それらに加えて、最近の20代は YouTube や Instagram、TikTok などの SNS から情報を得ていることを考えると、各種 SNS に自院アカウントを作成して投稿を重ね、登録者数を増やしておくことも、求人・採用面で有利に働きます。自院の情報を発信する際は、文字情報だけではなく、写真や動画などを豊富に使用し、雰囲気を伝えると効果的です。

歯科衛生士学校への訪問

次に、歯科衛生士学校への訪問を始めました。当初はどのように連絡してよいのかわからなかったため、すでに勤務していた歯科衛生士から母校に連絡してもらい、学校訪問のアポイントを取ってもらいました。訪問する前に、当院の現状や歯科衛生士の働きぶりがわかるような写真や資料を用意し、対応してくださる先生との会話に困らないように準備しました。

学校訪問の際は、卒業予定の 3 年生のうち、とくに当院の近隣から通学している学生が何人いて、どのような就職先を求めているのかを聞くようにしています。加えて、院長として歯科衛生士の働き方についての考えや、実際に当院で行っている業務について話をします。

最近の若い歯科衛生士は、「就職後にどのようにして、どれだけのことを教えてもらえるのか」を重要視しているように感じます。そこで、教育カリキュラムや教育体制を整備し、わかりやすく伝えられるように工夫しています。さらに可能であれば、当院の求人票が学生からどのように見えているのかを確認します。求人票のファイリング方法や掲載順序などの詳細を把握できると、今後の求人票作成の参考になります。

歯科衛生士学校に訪問したからといって、その年からすぐに採用に繋がる

ことはありませんでした。しかし、学校の先生方と話す機会を意図的に作ったことで、学校訪問を始めた翌年から、臨床実習先に選んでもらうことができ、その後3校の臨床実習を受け入れるようになりました。これも、学校訪問の成果だと思います。

臨床実習を受け入れるメリット・デメリット

ある時期は、歯科衛生士学校3校から年間で計24名の臨床実習生を受け入れました。そして、臨床実習生から3名が当院に就職しました。臨床実習生のときから当院のことを知っているので、就職してからの成長も早くとても助かっています。

このように、臨床実習はスタッフ確保に有利な面もありますが、一方で常勤スタッフにとって日々の臨床に加えて臨床実習生教育の仕事が増えることになります。昼休みに練習に付き合ったり、座学用のスライドを作成したり、毎日の評価コメントを書くなど、診療時間外に行う仕事が増えました。

また、未来の歯科衛生士育成のため、スタッフ一丸となって学生教育に注力したものの、一部の学生から「実習先にはよいけれど、勤めるとたいへんそう……」という感想も聞かれました。スタッフの負担と、頑張って教えていた常勤スタッフの努力が報われないケースがあることを考え、現在は実習先を1校のみに絞っています。

求人サイト、コンサルタントの活用

歯科医師・歯科衛生士の採用は、まずは出会いがなければ始まらないため、勤務先を探している歯科医師・歯科衛生士と出会う機会を積極的に作ることにしています。以前は、求人フェスにも参加していました（図2）。

歯科医師・歯科衛生士の求人は、「ハローワーク」、「ジョブメドレー」、「グッピー」を中心につねに行っています。管理栄養士・歯科助手・受付については「Indeed」や「エンゲージ」も活用しています。

昨今、各種求人サイトでは運営会社の審査が非常に厳しくなっており、少しでも利用規約に違反していると掲載されないことが増えました。われわれは最低限の労働基準法は知っていても、詳細までは知り得ません。当院では社会保険労務士と顧問契約を交わしていますが、彼らは労務については知っ

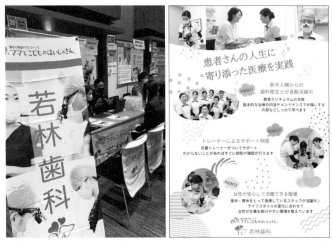

図❷　求人フェス。左：ブースの様子、右：求人フェス参加に際して作成したパンフレット

ていても、どうすれば人材を採用できるのかについては答えてくれません。

　そこで当院では、スタッフ採用の専門家集団であるグランジュテ（伊藤祐子代表）に採用コンサルティングをお願いしています。

　グランジュテの採用コンサルティングでは、まず求職者が就職したいと思う歯科医院づくりの方法から教えてもらいます。人を雇用するにあたって必要な職場環境とはどのようなものなのかを、豊富な実績からアドバイスしてもらえます。人が集まる労働条件や医院設備の改善点、また若い世代が職場に何を求めているのかなども知ることができます。

　そして、実際の求人票の書き方や、HPの工夫を法律を考慮してアドバイスしてくれます。当院でもHPの文章の添削や、そのアドバイスに沿った写真をプロのカメラマンに撮影していただきました。その結果、受付・管理栄養士・歯科助手に関しては、求人を出せば必ず申し込みがあります。

　また、求人サイトのスカウトメールの代行も依頼しています。過去数年にわたって求人サイトからの採用はなかったのですが、そのときの最も旬な求人サイトへ効果的に求人をかけてもらえるので、必要な職種を短期間で採用できています。

④ 愛知県・医療法人社団崇桜会 若林歯科

　当院が開業した18年前と比較して、現在は歯科医師・歯科衛生士だけではなく受付や歯科助手の採用も難しくなってきており、スタッフ１名にかかる採用費用が格段に上昇しています。また、人件費も上昇傾向にあり、歯科医院の経営を考えると採用コストはできるだけ抑えたいというのが必然です。

　しかし、スタッフの採用活動において最も無駄なのは、短期の退職が繰り返されることにより、採用のためにかけた時間が無駄になることです。コストをかけてもよい人材を採用し、長く働いてもらうのが最も賢い選択だと思います。

　院長１人で、臨床・経営・スタッフマネジメントのすべてを完璧にこなすのは不可能です。コンサルタントなどのサービスを活用することで院長やスタッフの負担を減らし、本業に集中できる態勢を整えることが、スタッフ採用の勘どころだと考えます。

これが決め手　歯科衛生士が活躍できる、理想的な職場

歯科衛生士　濱口真由美

　私が若林歯科へ就職を決めた理由は、一般歯科や小児歯科、口腔外科、矯正歯科など多くの診療科目を標榜していたからです。

　院内セミナーや外部セミナーなどで学ぶ機会もあり、学校を卒業してからも幅広く知識を身につけることができます。さまざまな知識をつけていくことで自分の自信に繋がります。

　また、当院には歯科医師と歯科衛生士の他にトリートメントコーディネーターや管理栄養士、放射線技師なども在籍しています。それぞれの専門分野で一人ひとりが活躍し、歯科医院全体で患者さんの健康をサポートしています。

　若林歯科は歯科衛生士として輝ける場所だと思います。これからも当院の魅力を伝え続けていきたいと思っています。

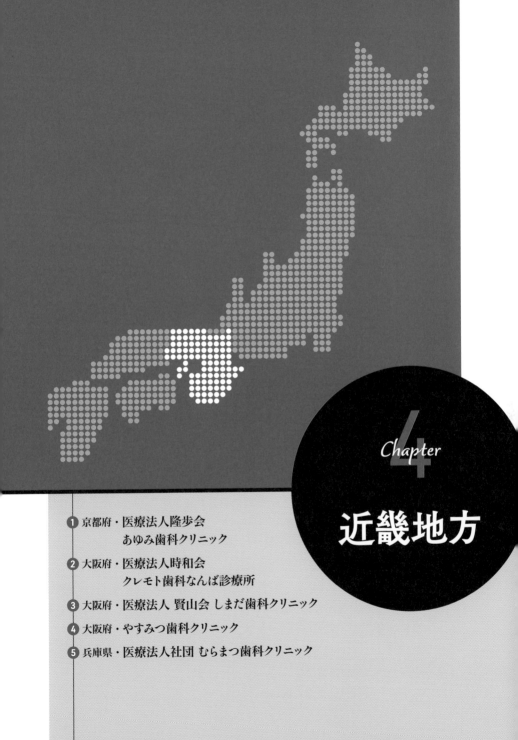

Chapter 4
近畿地方

1. 京都府・医療法人隆歩会
   あゆみ歯科クリニック
2. 大阪府・医療法人時和会
   クレモト歯科なんば診療所
3. 大阪府・医療法人 賢山会 しまだ歯科クリニック
4. 大阪府・やすみつ歯科クリニック
5. 兵庫県・医療法人社団 むらまつ歯科クリニック

Chapter 4 近畿地方 ❶

人生の波を共有し、
長期雇用者を一人ずつ積み上げる

京都府・**医療法人隆歩会 あゆみ歯科クリニック**
1）松井山手　2）長尾　3）京田辺花住坂　4）京田辺同志社山手
5）ピノデンタルオフィス枚方長尾　6）京橋

Data
立地環境：郊外型住宅街／総面積：1）330.6㎡(100坪)、2）82.6㎡(25坪)、3）165.3㎡(50坪)、4）165.3㎡(50坪)、5）198.3㎡(60坪)、6）165.3㎡(50坪)／ユニット数：1）15台、2）4台、3）7台、4）8台、5）8台、6）6台／スタッフの人数と内訳（合計）：歯科医師19名、歯科衛生士43名、歯科助手21名、保育士兼歯科助手18名、事務3名、歯科技工士1名／1日平均患者数：1）135名、2）50名、3）70名、4）70名、5）40名、6）40名

院長
福原隆久

 住宅地　 郊外　📋 都市部　🏠 職場環境　 定着　 教育

　当法人は、開業から15年目を迎えました。その間に予防歯科・訪問診療システムの確立、自費メインテナンスの拡充、企業主導型保育園の設立など、さまざまな取り組みを行い、現在は京都府八幡市の松井山手本院に加えて、京都府京田辺市と大阪府枚方市・大阪市に分院を展開し、往診車4台、スタッフ合計105名にまで拡大することができました（**図1**）。

　このように説明すると、順風満帆のようにみえるかもしれませんが、実情は試行錯誤の連続でした。本項ではその経験をシェアするとともに、実際に成果に結びついた手法を紹介したいと思います。

開業から2ヵ月のころ

　開業支援コンサルタントの助けもあり、開業早々に多くの患者さんが来院しました。しかし、喜んだのもつかの間、夜遅い帰宅時間とコミュニケーション不足から、スタッフの不満が爆発し、立て続けに3名が退職してしまいました。残ったのは未経験の歯科助手1名と週2回勤務のパート歯科衛生士2名のみという非常事態です。

　慌てて求人・採用活動に走り回ったものの、行ったことといえば、よくあ

る新聞折込の求人誌に小さな記事を出す程度でした。採用基準に明確な基準はなく、電話がかかってくれば喜んで数分の面接（雑談？）を行い、即採用といった状態でした。

当然、このようなやり方がうまくいくはずもなく、採用から数日で退職される経験を何度も味わいました。さらに急いで求人を出し、採用しては退職されるという悪循環を繰り返していました。

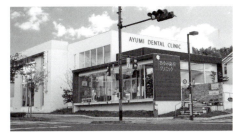

図❶　松井山手本院の外観

1人ずつの積み重ね

そうしたその場しのぎの日々のなかで、「このままではいけない」という思いが募っていき、診療後、夜遅くまでマニュアルや仕組みづくりに励むようになりました。ただし、マニュアルといっても、物の置き場所や挨拶時のセリフ、患者導入の手順など、本来ならば開業前に決めておくべき内容をまとめた、レベルの低いものでした。開業前の準備不足を嘆く日々が続きました。

そうこうするうちに、ある程度のルール決めが進み、ようやく「歯科医院」の体制が整ってきたころになると、採用したスタッフが少しずつ定着するようになりました。数日で辞めていたスタッフが、「1、2ヵ月で辞めるようになった→3ヵ月続いた→半年続いた→ついに1年を超えた！」といった、お話しするのも恥ずかしくなるような低いレベルで喜んでいたのも、いまではよい思い出です。

その後も退職をゼロにすることはできませんでしたが、1人、また1人と長続きするスタッフが現れてくれて、いまのかたちになっていきました。

ディズニーランドでの気づき

スタッフ一人ひとりを大切にし、長期にわたって勤めてくれる人を1人でも多く増やしていかなければならない。そうした思いをさらに強くした出来事がありました。スタッフが10名程度になったころ、社員旅行でディズニーランドに行ったときのことです。

①京都府・医療法人隆歩会　あゆみ歯科クリニック

そのころは筆者を含めてスタッフは皆若く、ワイワイと楽しく過ごしていたのですが、ふとした瞬間に「いま自分は32歳だから楽しめているけれど、60歳になったとき、同じようなノリでそのときの若いスタッフたちと楽しめるだろうか」という思いが頭をよぎりました。ということは、その未来に、いまいるスタッフや勤務医がいてくれたほうが精神衛生上好ましいのではないかと思いました。社員旅行に行っても、「私たちはこちらでお茶を飲んでいるから、若い者同士遊んでおいで」というイメージです。

この感情を揺さぶられた出来事は、今日までの歯科医院づくりのスタンスを考えるうえで、重要な場面となりました。

人生の波を共有する

そこから、いかに当院や自分に合った人材を長期雇用するかというテーマをもち、いままで歩んできましたが、とくに女性の長期雇用については「人生の波を共有する」ことが重要になると考えています。

20代前半の女性には、大小さまざまなライフイベントが訪れるため、長期雇用を行う際にはともに「人生の波」を経験することになります。恋愛、結婚、出産といったプライベートなことから、他職種転職への関心、あるいは詐欺被害といったことまで、スタッフの悩み、迷いに向き合い、共有することが院長には求められると思います。

また、スタッフのモチベーションにも「波」があると考えます。誰しも新卒からずっと右肩上がりのモチベーションで業務に励んでくれるわけではありません。新卒のころはモチベーションも高く、セミナーなどに自発的に行っていたスタッフが、恋愛を契機に仕事が片手間になってしまうといったことも珍しくありません。

以前は職場以外の事柄によってモチベーションが上下するスタッフに対して「社会人としての自覚が低すぎる。"働く"とはそういうことではない」と、わかり合おうとは思いませんでした。しかし、多くのスタッフを見ていくうちに、むしろモチベーションが上下するほうが正常だと思うようになりました。長期雇用を目指すうえで大事なことは、院長として許容する範囲を広めにとり、「人生の波」を共有し、モチベーションが下がるようなイベントに遭遇したときにフォローする姿勢だと思います。

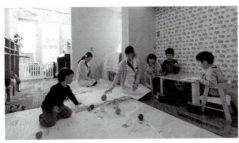

図❷　当院に併設している企業主導型保育施設

採用基礎体力の確立

　スタッフ採用にはさまざまな方法がありますが、その前提として「採用基礎体力」をつけることが大切だと考えています。

　採用基礎体力とは、適切あるいは他より訴求性の高い整備された労働環境のことです。以下にポイントの一部を解説します。

1．福利厚生全部入り

　社保厚生年金完備、有給休暇完全消化可、残業手当を1分単位で支給などに加えて、産休・育休取得を可能とするシステムの整備も重要です。

2．引っ越し手当・一人暮らし手当

　「そこまでするか！」と思われるかもしれませんが、当院では5年ほど前から取り組んでおり、一定の効果を発揮しています。

3．給与と就業時間

　都心はもちろん、郊外でも大規模歯科医院であれば、歯科衛生士の初任給は27万円前後になってきています。当院ではそこまで追いつけていませんが、近いうちにそのラインにしなければならないと感じています。

　また、就業時間も採用における重要な要素になっています。当院も、2021年12月から9：00〜18：00に変更しました。

4．保育園運営

　当院では6年前に、企業主導型保育施設を併設オープンしました。「保育園併設で、産休・育休も取れて、復帰もしやすい職場環境です」と打ち出すことができるので、採用にも非常にプラスになっています（**図2**）。

①京都府・医療法人隆歩会　あゆみ歯科クリニック

５．採用基礎体力結び

上記の他にも、マニュアル・カリキュラム完備、良好な人間関係なども重要です。ここまで当院の取り組みについて、ダイジェストで記載しましたが、これらを合わせてその歯科医院の「採用基礎体力」となります。

大事なことは、歯科医院に足を踏み入れた際に「ここに就職したい」と思ってもらえる環境を作ることです。「見学には来るけれど採用に至らない」、「採用できても短期離職を繰り返している」。そのような場合は、まずは焦らずに採用基礎体力を高めましょう。

採用力アップの具体的手法

さて、採用基礎体力が向上してきたら、いよいよそれをあらゆる手法を使ってアピールしましょう。当院が行っているおもな取り組みは以下のとおりです。

１．採用サイト

詳細を記すと本１冊分くらいのポイントがありますが、最低限、自院の公式サイトとは別に採用サイトを作りましょう。

２．学校挨拶、実習先登録

近隣の歯科衛生士学校に挨拶に行くようにしています。毎年繰り返しているうちに、学校から学生を紹介されたり、実習先の相談を受けることがあります。

３．学校での卒業生授業

歯科衛生士学校の卒業生が在校生に向けて授業を行います。授業のなかには当然当院の話題が出てくるので、採用見込み者に対するブランディングとして機能します（**図３**）。

４．就活フェス

複数の歯科医院が出展していて、多くの学生が集まるイベントです。不特定多数の求職者に対して歯科医院を知ってもらうことができるので、非常に有効な手法です。ただし、イベントを有効活用するためには、相応の準備と努力が必要になります。

●

スタッフ採用および長期雇用は、どのような規模の歯科医院にとっても重

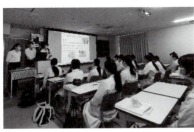
図❸　歯科衛生士学校での卒業生授業

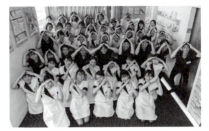
図❹　スタッフとの記念写真

大なテーマだと思います。このテーマは非常に奥深く、院長の組織へのメンタリティーや掲げる理念、採用基礎体力と具体的な採用手法が連動して成果を上げていくものです。

　採用力は一朝一夕に向上するものではないかもしれませんが、本項で紹介した内容が読者の参考になれば幸いです（**図4**）。

これが決め手

歯科衛生士業務の楽しさを気づかせてくれた

歯科衛生士　**三澤恵美**

　みなさんこんにちは！　あゆみ歯科クリニックの三澤です。私にとってあゆみ歯科クリニックは、歯科衛生士学校を卒業後、2軒目の勤務先になります。在学中あまり成績がよくなかった私は、社会人1年目も技術、勉強レベルがなかなか上がらず、思うように歯科衛生士業務に取り組めませんでした。結局、最初に勤めた歯科医院は1年ほどで退職しました。

　そんな私ですが、当院に入職してからは「歯科衛生士業務って楽しい！」と思い始めました。院長先生やスタッフの方々は笑顔を大事にしていて、とても優しくいろいろと教えてくれました。スケーリングやSRP、矯正治療、訪問診療、デンタルエステまで、勉強嫌いだった私がセミナーに参加するのが好きになりました。患者さんにたくさん喜んでもらえるので、毎日が本当に充実しています!!　居心地のよい職場で、日々楽しく働けることに感謝しています！

①京都府・医療法人隆歩会　あゆみ歯科クリニック

Chapter 4　近畿地方 ❷

先輩・同期・後輩がいる3階層の組織づくりを推進

大阪府・医療法人時和会 クレモト歯科なんば診療所

Data
立地環境：本院は繁華街から少し離れた住宅街とオフィス街の間にある。幅広い年齢層の患者が来院する／総面積：約330.6㎡（約100坪、本院）／ユニット数：37台（法人全体）／スタッフの人数と内訳：歯科医師21名、歯科衛生士32名、歯科助手・受付20名、事務10名、歯科技工士4名、保育士15名、栄養士2名、看護師3名／1日平均患者数：約300名

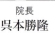
院長
呉本勝隆

歯科衛生士
石田菜摘

 住宅地　 郊外　 都市部　 職場環境　 定着　教育

　医療法人 時和会は大阪のなんばに本院を構え、6つの歯科医院と3つの保育園、デジタルラボ、事務局から構成されています（**図1**）。最初は歯内療法に特化した歯科医院として開業しましたが、さまざまな出来事を通じて心境の変化が起こりました。いまでは院長1人の技術で地域医療に貢献するのではなく、教育や仕組みを磨き上げ、組織全体で社会に貢献したいと思い、組織力の向上に情熱を注いでいます。

自院の採用力をプロセスごとに分析する

　採用活動には、以下の4つのプロセスが含まれます。
①自院が求人していることを知ってもらう
②どのような職場かを伝える
③見学に来てもらう
④エントリーしてもらう
　もし採用に苦戦している場合、どこのプロセスに問題があるのかを精査する必要があります。
　これからの時代、採用専門のサイトは必須ですが、もしそれがない場合は

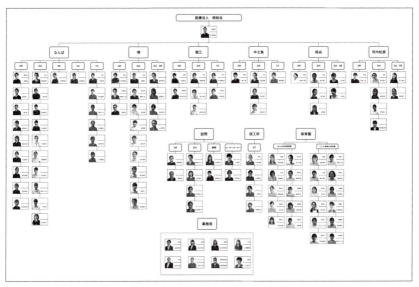

図❶　医療法人 時和会の組織図

ホームページ内に採用専門のサイトを作ることから始めます。そして、そのサイトにどれだけの閲覧数があるのかを確認します。もし十分な閲覧数がない場合、さまざまな媒体によって閲覧数を増やすことが必要です。また、閲覧数が多いにもかかわらず見学の問い合わせが少ない場合は、サイトのデザインや求人媒体の見せ方、求人票の書き方に改善点があります。

　その後、実際に見学に来てもらってもエントリーに繋がらない場合は、「見学時の対応がよくない」、「院内の雰囲気がよくない」などの可能性があります。「院内の雰囲気がよくない」をすぐに改善することは難しいですが、「見学時の対応」は改善できます。機会損失を防ぐためにも、採用に繋がる取り組みはなるべく優先順位を上げるべきだと考えています。

新卒採用と中途採用の使い分け

　新卒採用と中途採用は、どちらにも善し悪しがあります。新卒はまったく仕事ができないところからのスタートになるので、戦力になるまでにかなりの時間を要します。給料だけではなく、教える先輩の時間や新人が担当したことによる患者の離脱の可能性を含めて投資と考えられるかが重要です。

新卒の一番の長所は、社会人としてのマインドを１から作り上げることができる点です。たとえば当院では、先輩は昼休みや診療後に自主的に後輩を教えることが文化になっています。新人は先輩に時間を割いてもらった経験から、自分が先輩になってからも当たり前のように後輩に対して教育の機会を提供するようになります。当院の文化で育っていない中途採用者が、後輩に対して同じような時間の使い方をするのは難しいと思います。

　開業当初は歯科医師も歯科衛生士も中途採用がメインでしたので、理想的な文化を醸成できず非常に苦労していました。とくに歯科医師は非常勤を何人も雇用し、パッチワークのようなシフトを組んでいた時期がありました。最初はいろいろな経験を積んだほうが本人のためになると思い、複数の歯科医院での勤務を推奨しましたが、歯科医院に対する帰属意識が芽生えないという重大な点を見落としていました。結果、いつまで経っても「アルバイトに来ている」という感覚が抜け切れず、成長の妨げになっていたと思います。

　そこで、数年前に意を決して常勤の新卒（研修医上がり２年目）のみを採用するという方針に変更しました。最初は非常に苦労しましたが、いまでは後述する階層が形成されていき、採用も教育も非常に楽になりました。

　歯科衛生士については、開院当初は中途採用をしていましたが、比較的早い段階で新卒の歯科衛生士が入職し、その後は毎年のように新卒を採用する流れができ上がっていきました。

　一方、受付やアシスタントに関しては長きにわたって中途のみ採用していました。とくに受付は臨機応変な患者対応が必要なので、前職での経験がかなり影響する職種だと感じていたからです。しかし、定着率やマインドの醸成などの問題点もあり、３年前から管理栄養士の新卒採用に切り替えました。

　歯科医院で働きたいという管理栄養士は近年増加しているようで、採用コストをかけずとも毎年50名以上の応募が続いています。管理栄養士は仕事に対してのモチベーションが高い傾向にあるため、受付やアシスタントの仕事を覚えた後に、コーディネーターやエデュケーターという進路を選べるようにしています。

安定した採用のために階層を作る

　ある時期から、院内に階層を作ることを採用活動の最終目標としました。

そもそも先輩のいない歯科医院に、新卒の歯科衛生士は入職したいとは思いません。「誰が仕事を教えてくれるのだろう」と不安になると思います。

1つ上の先輩、2つ上、それ以上と階層を築き上げていくと、後は自然と新卒のエントリーが集まるようになると考えました。そして、歯科衛生士に関しては想定したとおり、3階層になってから採用で苦労しなくなりました（**図2**）。

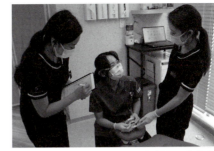

図❷　先輩が後輩を教え、翌年新たに後輩を迎える。この縦の流れを最重要視している

歯科医師についても同様です。歯科医師は大学での縦の繋がりが強いため、階層ができ上がると先輩が後輩を連れてくるという流れができ上がります。

すべての職種にいえることですが、新人だった人が翌年に後輩をもち、教える側になることで爆発的に成長します。そのため、「いつまでも一番下」という社員を作らないことに留意すべきです。

また、同期の存在も非常に重要です。とくに新卒で入職した場合、さまざまな悩みや葛藤が生まれた際に、相談したり助け合える同期の存在があると、もちこたえられます。

同期がいない場合、恋人や家族、学校の同級生など身近な人に仕事の相談をすることになりますが、相談された相手は実際の職場のことを知りません。すると、相談者にとって心地よい返答をする傾向がみられ、結果として歯科医院に対してネガティブな結論になることが多くなります。

同期と先輩、そして翌年入社してくる後輩の存在によって人材採用は安定化します。そのための階層を作ることを念頭に、日々の採用活動を行う必要があります。そうでなければ、いつまでも行き当たりばったりの採用になり、計画性がなく、人の出入りに振り回される歯科医院経営になると思います。

新人が馴染みやすい職場環境を作る

1．コミュニケーションの促進

当院では、新人が業務上の質問や悩みを気軽に相談できる「バディー制

度」を導入しており、入社時に感じやすい孤立感を減らし、安心感を提供しています。また、主任歯科衛生士と1on1で話す機会を定期的に設け、新人の進捗や悩みを把握し、サポートしています。さらに、立場や職種に拘らず戦略的に雑談を交えることで、新人との距離を縮め、早期の職場適応を促しています。そして当法人に受け継がれる「先輩から受けた恩は、後輩に返す」、この連鎖が雰囲気のよい歯科医院を保つために欠かせないと感じています。

２．受け入れ態勢の整備

　入社式では、当院の理念や文化、院内ルールを説明するオリエンテーションを実施しています。これにより、新人が当院の一員であるという意識をもちやすくなります。また、明るく親しみやすい雰囲気づくりは先輩の役割と考え、新人が質問や意見を出しやすい環境づくりに努めています。たとえば、先輩と一緒にコンビニへアイスを買いに行くといった何気ないことでも、後輩にとっては親しみをもつきっかけとなります。さらに、新人を歓迎する姿勢を院内全体で共有し、入社式や挨拶の場で受け入れの雰囲気を示すのも、馴染みやすい職場環境を整えるうえで重要です。

３．チームビルディングの強化

　当院では、理念や目標を新人も含めて全員で共有し、それぞれの職種が協力して目標を達成することで一体感を生み出します。歯科医院にはさまざまな職種が集まるため、各自の役割を明確にしています。新人が自分の立ち位置を理解しやすくなるので、職場に馴染むために重要な要素だと考えています。筆者自身も、新人のころにちょっとしたことでも任されると、自分が役に立っていると感じ、仕事にやりがいを強く感じた経験があります。

教育システムの充実

１．マニュアル、カリキュラム

　仕事の進め方を丁寧に教えることが重要で、具体的な業務内容や流れをまとめたマニュアルやカリキュラムを作成しています。また、新人1年目のカリキュラムも決まっており、業務の合間にテストを行ったり、チェックリストを活用したりするなど、一人前の歯科衛生士になるまでの教育システムも構築しています。

2．柔軟なサポート体制

新人にとって適切な業務量やペースを見極め、無理なく業務に慣れていけるよう配慮しています。最初はアシスト業務で治療への理解を深めてもらい、それから歯科衛生士業務のカリキュラムを進める体制をとっています。このときもバディーの先輩と確認しながら進めています。

3．こまめなフィードバック

新人の努力や成果に対して、適切なフィードバックを行うことで、モチベーションを高め、成長をサポートします。定期的に業務の進捗をみて、困っていることがないか確認することで早期の問題解決を図っています。

さらに、先輩はフィードバックした内容を自分のメモに残し、新人がそれに向けて改善しようとする姿勢や成果が少しでも見られたときは、「よくなってるね」と声をかけられるようにしています。後輩へのフィードバックにより、先輩も成長していると感じます。

●

当院の取り組みが、読者の参考になれば幸いです。

勉強が苦手でも、向上心をもって働ける環境

歯科衛生士　長井 萌

私は勉強が苦手でした。そんな私でも当院で楽しく働けている理由は、歯科衛生士の教育目標や期日が明確であるためです。

当院では「バディー制度」と呼ばれる先輩がマンツーマンでサポートしてくれる制度があります。また、期日が決められたチェックリストにより目標が明確になり、向上心をもって働くことができます。

院内研修も充実しており、週２回の院長による勉強会や月１回の外部歯科衛生士によるセミナーがあります。その他にも、自分が伸び悩んでいるときには、診療後に残って指導してくれる先輩もおり、自分のやる気次第で成長する機会を多くつくることができます。

そして、当院の規模は大きいので、他職種のスタッフと話す機会も多く、仕事の相談はもちろん、プライベートでも仲がよくなったりと、毎日刺激をもらいながら楽しく働いています。

Chapter 4　近畿地方 ❸

人材採用は技術！ ポイントを押さえれば よい人材の獲得は可能！

大阪府・医療法人 賢山会 しまだ歯科クリニック

院長
島田賢二

Data
立地環境：大阪でもとくにアットホームな地域に位置し、親子3世代で通う近隣からの患者が多い／総面積：約224.8㎡（約68坪）／ユニット数：7台／スタッフの人数と内訳：歯科医師4名、歯科衛生士6名、歯科助手4名、受付1名／1日平均患者数：約80名

🏠 住宅地　🌳 郊外　🏢 都市部　🏥 職場環境　🏃 定着　📝 教育

外部要因の変化はチャンス!?

　数年前のコロナ禍によって患者が減少傾向にある医療機関において、採用は必須の経営戦略といえます。歴史をみれば、およそ10年周期で世界経済は大きなショックに遭遇します。当院ではリーマンショック直後によい人材の確保に成功し、現在の発展に繋がっています。大きな環境の変化もポジティブに考えれば、よい人材を採用する大きなチャンスだと考えています。

　われわれ歯科医師は、患者さんの人柄を見抜くプロですが、求職者の人柄を見抜くのは得意ではありません。当院がほしい人材をきれいな言葉でいうと、「真面目な人」。ほしくない人材をハッキリいうと、「不誠実な人」です。

　いままでセミナーなどでお会いした多くの先生方は、大半が優しい方です。それなのに、「他人のことで悲しい思いをしている」という話をよく聴きます。

　本項では、「どうすれば効率よくよい人材を採用できるのか」という多くの院長の悩みを少しでも軽減できればと思い、筆を執りました。読者の先生方の参考となれば幸いです。

経験者採用の弊害

　当院では、歯科医師と歯科衛生士であれば新卒、歯科助手であれば歯科業

界未経験者を積極的に採用します。開業当初は資金も設備も人材もない、"ないない尽くし"で始まります。また、順調に経営をしていても突然の退職により人手不足が起こり、他のスタッフの不平不満が高まります。そのようなとき、多くの先生はその苦しみから逃れるために経験者を優遇して採用します。しかし、それがのちに組織運営に支障を来す原因となります。

よく考えてください。先生方は自院の優秀なスタッフをわざわざ手放しますか？ なんとか引き留めようとしますよね。ですから、よい人材は、そう簡単に求人市場には出てきません。それが答えです。

礼節（civility）のあるスタッフが歯科医院を繁栄させる

結論から言います。礼節のない人材を採用すると、院長がどんなに頑張っても長期的に歯科医院は繁栄しません。理由は、後輩が育たないからです。ある求人業者のデータによると、歯科医院の離職率は、飲食業と同じくらいのレベルだそうです。

飲食業であれば、マニュアルを徹底的に作り込み、学生のアルバイトでも短期間で即戦力となるように設計されています。しかし医療の場合は、歯科助手であっても最低1年間はトレーニングが必要です。そして、その後は後輩の育成にもあたってもらわなければなりません。

ほとんどの先生方が医療人として礼節があり、心優しいスタッフと一緒に仕事をしたいという希望をもっていると思います。しかし、現場はどうでしょうか。世間のサービス業に目をやると、不機嫌そうな飲食店やコンビニの店員に遭遇することが日常茶飯事です。

開業から19年間、「組織は人がすべて」という考えのもと、多いときには年間200人以上の面接をしてきた実体験から、採用についてお話しします。

経団連企業が新卒採用で重視する点

まず、一般の企業がどのような人材をほしがっているかを確認します。

2018年度日本経済団体連合会が企業の新卒採用で重視した点は、第1位がコミュニュケーション能力、第2位が主体性、第3位がチャレンジ精神でした。この調査から、一般の企業はテクニカルスキルではなく人間性に採用の重きを置いていることがわかります。

③ 大阪府・医療法人賢山会 しまだ歯科クリニック

また、有名大手カレーチェーン店創業者の方に直接指導していただく機会があり、経営についておうかがいしたことがあります。答えはこうです。「繁盛の原点は接客にある。だから、いつもニコニコ笑顔でキビキビ働き、ハキハキ応えるスタッフが必要である」。

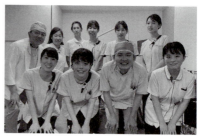

図❶　笑顔溢れる当院のスタッフ

　まさに、歯科医院が最もほしい人材ではないでしょうか（**図1**）。

DQ（decency intelligence）とメタ認知能力の重要性

　当院では、スタッフ採用時にDQ値の高さを重要視しています。

　DQは良識指数といって、組織を構成する人たちが互いに共感し、皆で力を合わせて絶えず前向きな方向へ向かっていくという考え方です。DQ値の高いスタッフが多い歯科医院が繁栄することは、言わずもがなだと思います。

　また当院ではもう1つ、「メタ認知能力」の高さも重要視しています。メタ認知能力とは、自分が物事を認識している状態を、客観的に認知している状態を指します。

　この2つの能力が高いスタッフを採用すれば、すべての指示を出さなくても、自らの業務を遂行してくれます。いわば、「一を聞いて十を知る」能力といえます（**図2、3**）。

　図4は、2つのケースを考察しました。ケース①、②のようなスタッフがいると周りのスタッフもストレスを溜めてしまうため、採用時の選択が重要になります。

当院の面接の流れ

　参考までに当院の実際の面接方法を示します。

1．歯科医院訪問

　スタッフ採用は、面接当日の歯科医院訪問時から始まっています。事前に受付スタッフとミーティングを行い、訪問時間および待機中の仕草を観察してもらいます。

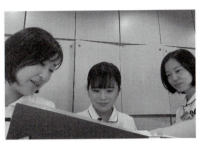

図❷　受付の申し送りの風景

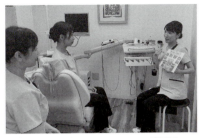

図❸　歯科衛生士のミーティング風景

── ケース①　DQ値が低い ──

元気よく挨拶ができない、
笑顔が少ない、
落ちているゴミを拾わない人など、
社会人としての資質に欠けるスタッフ

▼

DQ値が低いため、共感力や道徳心が育っていない。言われたことは行うが、自ら努力して他のスタッフのためには動かない。このようなスタッフを雇用していると、DQ値の高いスタッフが入職しても職場の空気が悪くなるため、短期離職してしまう

── ケース②　メタ認知能力が低い ──

何度言ってもミスをする、
注意すると嫌な顔をするスタッフ

▼

本人は意図的にそのような態度をとっているわけではなく、実はほとんどが無意識である。このケースは、メタ認知能力が低いため客観的に自分を評価できず、無意識にこのような態度をとってしまう。しかし、周囲の人にメタ認知能力に関する知識がなければ、ただその態度にのみ過剰に反応してしまい、ストレスを溜めていく

図❹　DQ値、メタ認知能力に関する2つのケース

1）訪問時間

面接時間の約5〜10分前に到着しているかどうかを観察します。早すぎても遅すぎてもいけません。時間にルーズなスタッフを採用すると、他のスタッフのストレスが増加します。この感覚を後天的に改善してもらうことはほぼ不可能です。

2）待機中の仕草

待機中にその人の本性が見えます。まだ面接が始まっていないため、日ごろの動作が出ます。たとえばキョロキョロしていたり、携帯電話をいじっていたりなど、このような礼節に欠けるような細かい動作のチェックが後々影響してきます。

２．実際の面接（一次面接・二次面接）

１）一次面接

　主任クラスの同性のスタッフに対応してもらいます。相手が同性であれば、求職者も緊張せずに話せるからです。ただし、求職者は採用してもらいたいので、普段の二割増しの対応で自分をよく見せようとします。

　事前に一次面接求職者チェックリストを作成しておき、客観的に当院に合う人物かどうか判断します。このステージでは感情を入れずに冷静に対応するほうがミスマッチの可能性が下がります。

２）二次面接

　一次面接の総評から DQ 値が高い求職者に対し、院長が自ら二次面接を行います。この際、一次面接担当者も同席してもらい、以前の言動に齟齬がないかをチェックします。

　採用のミスマッチはすべて、本人がほしいものと仕事場が提供できるものの不一致です。求職者が利己主義で、仕事で得られるものがお金と休みの多さの場合、短期離職に繋がる傾向が高いです。

　院長との面接では、さらに自らをよく見せようとする傾向が強くなるため、利己主義的な側面を隠そうとするタイプがいるので要注意です。いままでの経験から、そのような求職者は面接慣れしているので、笑顔が上手すぎます。キーワードは「すぎる」です。

DQ値の高い人材の見分け方

　履歴書の書き方にも良識が現れます。昨今、求人のエントリーシートをPC で入力してくる求職者がいますが、これはダメです。一度作成すれば何度でも印刷できるので、どれだけ誠実に努力したかがわかりません。ほとんどの場合、何件も面接をかけもちしています。逆に手書きの履歴書で一生懸命で丁寧に書いている人は、相手の立場に立って物事を考えられる人です。真面目な人となりがうかがえますし、「頑張って採用されたい」という意気込みも感じられます。

メタ認知能力の高い人材の見分け方

　面接時の身なりをチェックします。これは DQ 値の高さにも関係するこ

とですが、客観的に自分を見ることができる人物は、リクルートスーツに準ずる服装で来ます。そして、マニキュアやアクセサリーも常識の範疇に収まっています。

　もう1つ、声トーンが過剰に高すぎるのも低すぎるのも問題です。これは前述しました「すぎる」タイプです。このタイプも、メタ認知能力が低い可能性があります。

●

　人材の採用において、毎回100点満点というわけにはいきません。院長はさまざまな経験をして、悩みながら最適解をみつけていくしかないと思います。求人広告を出し、面接を行い、やっと採用できたと思ったらすぐに離職する。心が折れそうになります。

　しかし、可能なかぎり採用の努力することで、一筋の光が見えてきます。人材のなかには一定数、人のために動くことが心地よいと感じる人がいます。そのような人材にはなかなか出会わないですが、必ず存在します。

　多くの歯科医院で、よい人材が採用されることを期待します。

高い意識をもつスタッフとともに笑顔で働ける職場

歯科衛生士　**大家朝美**

　私が当院への就職を希望した理由は、患者やスタッフの笑顔溢れる、明るい診療室の雰囲気に魅力を感じたからです。そして、実際に勤務することで、スタッフ一人ひとりの責任ある行動と独自のシステムによって、当院が支えられているということを知りました。

　歯科医院を存続させ守ることが、患者の口腔内や体の健康を維持することに繋がると考えています。そのためには、一般常識や道徳心のあるスタッフを育成し、システムの構築と更新を繰り返し行い、歯科医院の経営を安定させなければなりません。

　島田院長をはじめ、共通の考えをもつスタッフに囲まれていると、自然と笑顔が溢れ、院内が明るい雰囲気になります。これからも当院を守るため、誰かの笑顔のため、そして自分自身も笑顔で働ける環境を作るために、成長し続けたいと思います。

Chapter 4　近畿地方 ④

院長のコア・バリューに沿った人材かを慎重に確認

大阪府・やすみつ歯科クリニック

Data
立地環境：ビジネス街と住宅街の境目
総面積：77.4㎡（23.4坪）
ユニット数：4台
スタッフの人数と内訳：歯科医師1名、歯科衛生士3名、歯科助手4名
1日平均患者数：約35名

院長
安光崇洋

歯科医師3代目として新天地で開業

　筆者は2011年に大阪市中央区で開業しました。開業前は毎日100名ほどの患者が来院する大阪府郊外の歯科医院に10年ほど勤務していました。筆者を含め勤務医は2〜3名で、日々バタバタと忙しく診療を行っていました。勤務医として5年ほど過ぎたころに所長となり、後輩の歯科医師をはじめ、歯科衛生士、歯科助手を指導しながら日々の診療を行う経験を積みました。

　筆者の祖父や父も歯科医師で、祖父が開業した歯科医院で2人は働いていました。商店街と住宅街が交じり合い賑わう、地域密着型の歯科医院です。祖父や父の姿をみて育ち、歯科医師になった当初は、この歯科医院を引き継ぐことを考えていました。

　しかし、勉強を進めていくうちに、「いままで勉強したことを試してみたい！」、「それを実現するためには、新たに自分で開業するほうがよいのではないか？」と考えるようになり、歯科医院を承継せずに、現在地にて新規開業しました。

　当院はいわゆるビジネス街と呼ばれる一角に位置しますが、1つ道を越えれば住宅街や学校もあり、雰囲気ががらりと変わります。都会の中のオアシスのような、老若男女問わず幅広い患者層が来院します（**図1**）。

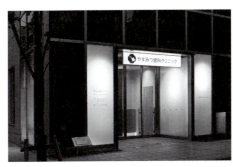

図❶　当院の外観

オープニングメンバー採用への思い

「いまの自分の最大限の治療を行い、再治療にすることなく、メインテナンスに通い続けてもらいたい」。

これが開業当初から変わらない、筆者の理想とする歯科医院の姿です。

そのために、担当歯科衛生士制にこだわり、メインテナンスに重きを置く、「歯科衛生士が活躍する歯科医院づくり」を目指しました。筆者が抱いている歯科衛生士への希望は、「患者さんの気持ちに寄り添いながら治療方針を決めていけるような、歯科医師に近い歯科衛生士」です。こうした理想の歯科医院を実現するための具体的なスタッフ像として、「プロフェッショナル意識と実務経験や知識が、あればあるほどよい」と考えていました。開業当初はとくにこの考えに固執していました。

しかしながら、この考えがその後の失敗談に繋がりました。

この考えのもとに採用を行い、理想に近いスタッフと歯科医院づくりを始めたつもりでしたが、開業からしばらくはスタッフが定着しませんでした。

「自分の何がいけないのか？」、「自院の何を改善すればよいのか？」と悩み、試行錯誤する日々が続きました。

ピープル・アナライザーで採用方針を定める

「ピープル・アナライザー」とは「コア・バリュー」と「GWC」からなる人材の評価やマッチングの基準として使われるツールの1つです。

G	W	C
【Get it】	【Want it】	【Capacity to do it】
業務理解	やる気	業務遂行能力
求められている役割を理解できているかどうか	業務に対するやる気があるかどうか	スキルや経験の部分

図❷　GWC のそれぞれの意味

　コア・バリューとは、企業が経営するうえで重要とする価値観のことで、当院の魂そのものです。また、そこで働くスタッフの「働き方」や「考え方」の基盤になるものです。また、GWC とは、3 つの単語の頭文字を取った言葉で、ポジション判定法のようなものです（**図2**）。

　このコア・バリューと GWC を知り、分析したところ、筆者自身の過去の失敗に納得がいきました。

1．開業当初のコア・バリューと GWC

　このピープル・アナライザーに過去の筆者の考えを当てはめると、開業当初のコア・バリューは、以下のように考えていました。自分自身が思い描く歯科医院のかたちをもとに決定していたように思います。

- 決められたことを行うだけではなく、患者ごとのニーズに寄り添う歯科医院である
- スタッフ一人ひとりのプロフェッショナル意識が高い
- 最善を求めるための豊富な知識と独立した思考法

　そして、開業当初の GWC においては、以下のように考えていました。

- 患者やスタッフと積極的にコミュニケーションをとる
- 治療方法について自ら考え、勉強する姿勢
- 患者に寄り添い、その患者ごとによりよい治療方法の提案を行う

　G（業務理解）や W（やる気）よりも、C（業務遂行能力）である「前職の経験や実績、スキルの高さ」を重要視していました。それは、筆者のコア・バリューに共感してくれている人であれば、当然 G や W はもち合わせているものだと思っていたからです。

2．スタッフの採用が失敗した要因

こうした開業当初の考えをもとに採用を行い、経験豊富なスタッフたちとともに当院はスタートしました。しかし、うまくいきませんでした。

筆者が目指している歯科医院に近いチームであったはずなのに、何が失敗だったのでしょうか？

おもな要因は2つあったと思います。

1つ目は、開業当初のコア・バリューと筆者自身の真のコア・バリューにギャップがあったこと。2つ目は、前述したピープル・アナライザーの優先順位も本来の筆者自身の考えの順番とは異なっていたことです。

「そんな重要な点を間違うことなんてあるの!?」と思われるかもしれませんが、開業という大きなイベントを目の前にしたとき、筆者は長年抱いていた理想が先行してしまい、自分自身の本質を見落としていたのです。

3．真のコア・バリュー

筆者の本質は、団体競技によって培われたと言っても過言ではありません。

高校まではサッカー部、大学ではラグビー部に所属し、毎日スポーツに熱中し、そのなかで筆者はチームプレーの大切さを学んでいきました。

そこで培った筆者の本質は、「One for all All for one＝一人はみんなのために、みんなは1つの目的のために」、これに尽きます。チームで勝利するために必要なことは、各々がチームメイトを思い合う気持ちに他なりません。

チームプレーですから、「エースとなるようなズバ抜けた一人の才能」よりも、「一人ひとりの得意をかけ合わせ、不得意なところは得意な人がフォローする」といった、自然と助け合えるメンバーでチームを組んだほうがチームバランスとしてのパワーは大きいと考えています。

つまり、筆者の真のコア・バリューは、「個人の役割や手柄にはこだわらず、チーム全体の成功にフォーカスできる人」。これであったと思います。

4．GWCの優先順位

また、GWCの優先順位においても、本来の筆者は、Cにはあまりフォーカスしていません。「いまはできなくても学びたい！」という姿勢や、「上手にできなくてもやってみたい！」というガッツのある人に魅力を感じます。

もちろん、われわれが携わっているのは医療ですので、何でもやってみて失敗してもよいというものではありません。患者のために学び、行動してい

ることが大前提です。そのうえで、万が一スタッフが失敗してしまいそうなときは、誰かが気づいてフォローすればよいのです。筆者がフォローできることであれば、失敗をおそれずにやりたいことを何度でもチャレンジしてほしいと考えています。

本来の筆者の GWC の優先順位は、C が最下位であり、ダントツで W が1位。つまり「やる気」を求めていたのです。

このように、理想を追い求めていた筆者の思考法と本来の性格的な思考法に大きなずれがあったことで、スキルの高いメンバーに囲まれていても、それぞれの優先順位の違いからうまく歯車が回らなかったのだと思います。数年間という年月はかかりましたが、筆者は自分自身のギャップに気づきました。そして、後者である本来の性格的思考法に気づいてからは、自然とスタッフが定着し始め、いまでは産休後に職場に復帰したスタッフも数名在籍しています。

ある日、産休中のスタッフから「やすみつ歯科クリニックでしか働くつもりはありません。早くまた働きたいです！」と言われたときは、本当にうれしく思いました。

最近の採用事情

開業当初と比較すると求人媒体は変化し、いまでは Web 求人が主になっています。スマートフォンで簡単に登録できる反面、紙媒体に比べると転職の意欲が低い状況でも応募まで進めることができます。

コロナ禍を経た社会的な変化により Web での面接も選択肢となりますが、当院では直接顔を合わせての面接を行っています（**図3**）。実際に会い、その場で感じる感覚を大切にしているからです。

しかしながら、初対面でマスクを着けた状態で行う面接は、従来に比べると得られる情報量が少ないと感じます。

履歴書においても求人アプリ内で作成され、登録された写真とともにプリントアウトされた履歴書を持参して面接に来ます。そのため、どのような字を書くのかといった情報が得られなくなりました。そこで、履歴書に沿って学歴・職歴について詳細（過去の就職時・退職時の話など）を聞くようにし、そこから広がるエピソードに耳を傾けています。そこを深堀りすることで、

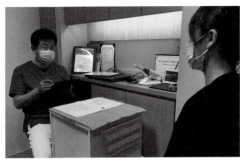

図❸ 採用に際しては、直接顔を合わせての面接での感覚を大切にしている

その人の本質を垣間見ることができるのではないか思っています。

このような時代だからこそ、人対人の「直球のコミュニケーション」が大切であると感じています。

これが決め手 院長もスタッフも学び続ける環境に愛着

歯科助手　中川 彩

　歯科助手3年目のころ、やすみつ歯科クリニックに出会いました。

　きっかけは"オープニングスタッフ"という端的なもので、私の場合は決め手があって入社したわけではありません。しかし、勤務し続けるうちに"ここで働き続けたい！"と思う出来事に多く出会ってきました。

　そのなかでも"院長が勉強熱心であったこと"はとても大きいです。終業後や休診日は勉強会へ、診療の合間に時間をみつけてはこっそり勉強している院長の姿を見て、"自分が治療を受けるなら安光先生に診てもらいたい"と思いました。

　院長は歯科助手の私にも、たくさん挑戦の機会と勉強の時間を設けてくださいました。

　育ててもらったこの環境への感謝を他メンバーにも引き継ぎ、みんなで進化し続ける関係を築いていきたいと思います。

Chapter 4　近畿地方 ⑤

人間力教育が魅力ある人材を育て、人を呼び寄せる

兵庫県・**医療法人社団 むらまつ歯科クリニック**

Data
立地環境：閑静な住宅街。3世代で通う患者が多い
総面積：約180㎡（約54.5坪）
ユニット数：10台
スタッフの人数と内訳：歯科医師3名（非常勤5名）、歯科衛生士10名（非常勤2名）、歯科助手3名（非常勤2名）、受付3名
1日平均患者数：約120名

院長
村松崇稔

   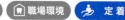

当院の概要

　当院は兵庫県芦屋市の閑静な住宅街にあります。芦屋に根差し、家族全員のお口の健康を守りたいという思いで開院し、17年が経ちました。

　最初はユニット2台、歯科医師は私1人、歯科衛生士は友人の奥様に応援に来てもらい、受付は妻の3人体制で始めました。

　開院当初から患者さんに恵まれ、想いも伝わり、現在は3世代で通ってくれているファミリーの数もずいぶん増えました。

　その一方で、最寄りのJR芦屋駅から徒歩で15分ほどの立地が災いしてか、求人広告を出してもまったく反応がないこともあるくらい、求人には苦労しました。立地が求人にそこまで影響するものなのかと、開院してから思い知らされました。

スタッフに対する思い

　求人に苦労したのは、立地もあるとは思いますが、自分自身の無知によるところも大きかったと思います。恥ずかしながら、「技術さえあれば大丈夫」と思って開院しました。患者さんは来てくれるけれど、スタッフが来ない日々が続き、苦労して採用しても、数ヵ月で辞めてしまうことを幾度となく

経験しました。

「何のためにクリニックを営んでいるのか」。その考えがなく前進していたので、話す言葉に重みがなく、方向性も曖昧。さらに、"自分だけが頑張っている"という驕（おご）りがあり、つねにスタッフの悪いところばかりに目がいき、叱責する毎日が続きました。当然、急な退職を告げられ、求人を焦って行うという悪循環に陥っていました。

「何でわかってくれないんだ！ 辞めていくスタッフが悪い！」。そんな想いで、毎日悶々として、仕事が嫌になっていました。

人間力教育との出会い

そんな折、LMP（Life Manegement Program）研究所 塾長の横井悌一郎先生から「人間力」を学ぶ機会があり、そこで「それは君があかんで、スタッフは褒めなあかん。すべては感謝や！ 自分一人で、成り立ってるなんて思ったらあかん！」と言われ、晴天の霹靂でした。"ん!? スタッフのどこを褒めるの？"、そんな思いでした。

横井先生は続けざまにおっしゃいました。
「みんな、どんな子もいいものをもってる。君のお役に立ちたいと思って、就職してくれているんや。感謝しなあかん！」
「ただ、君の方向性がはっきりせんから、みんな迷ってるんや。だから、もしかしたら、合わん人も入って来ているかもしれんな」
「君には理念はあるんか？」
それを聞いたときは、"理念？ 何ですかそれ？"といった感じでした。
「理念っていうのは、簡単に言えば"なんのためにクリニックをやっているか"ということや」
「君は何のためにクリニックを始めたんや？」
「……」。筆者はこの問いに、まったく言葉が出てきませんでした。"よい治療をするため？ 生活のため？ 技術を磨きたいから？ あれ？ 何だろう……"。
横井先生はそんな私を見て、さらにおっしゃいました。
「まず、そこからやな……」
こうして、自院の理念づくりに取りかかりました。そして、「患者さんの

⑤兵庫県・医療法人社団 むらまつ歯科クリニック

笑顔と愛情と最高の技術を磨き続け
健康な歯で輝く人生を送っていただくことが
私たちの喜びです

図❶　むらまつ歯科クリニックの理念

喜び」をベースに、当時のスタッフ全員で、**図1**に示す医院の理念を作り上げました。

医院理念に魂を入れる

　ただ、医院理念はでき上がったものの、その重要性をまだ完全には理解できていませんでした。その大切さに気づかせてくれたのが、歯科衛生士の院内教育のためにお招きした、上間京子先生（Jokanスクール）でした。

　上間先生は全国で歯科衛生士に対する技術指導を行っていますが、技術とともに重要視されているのが「人間力」です。「技術だけではダメ。そこに知識と人間力が伴わないといけません」と、常日頃から話されていました。

　上間先生は歯科衛生士の社会的地位の向上を目指して奮闘されていますが、その育成機関である歯科医院の環境づくりについても、腐心されていました。

　上間先生は「組織はトップで決まる」、「トップが変わらないと何も変わらない」という思いで、院長である私に対して気づきを与えるきっかけを幾度となく与えてくれました。そして、「先生は何がされたいのですか？」という問いに対する答え探しにも、辛抱強く寄り添ってくれました。

　その答えは、横井先生と作った医院理念でした。「僕らの扱うカリエス、ペリオはその一時点では判断できない疾患」だから、長く見ていかなくてはならず、それがメインテナンスの必要性に繋がり、その判断をするために、規格性のとれた資料を継続的に採る必要があるのです。

　いろいろな事柄が1つに繋がり、自分たちが技術の向上を目指すのは、歯を長持ちさせ、「健康な歯で輝く人生を送っていただくため」ということに行き着きました。

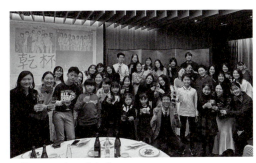

図❷　2023年の忘年会

医院理念に魂が入った瞬間でした。

同じ方向に向かって邁進する、この気づきがあってから、迷うことがなくなりました。

長く勤めてもらうために

前置きが長くなりましたが、こうした理念の土壌づくりがとても大切だと、改めて感じています。求人は単なる入口であり、そこからの育成、そして長期勤務に繋げていくためには、その人たちが育つ"場"を用意しておく必要があると思います。

当院のなかで最も在籍が長い歯科衛生士は、新卒からずっと勤務していて、13年目を迎えます。その他の常勤歯科衛生士も、新卒から育てています。おかげで、人間関係で悩むことは少なく、皆、仲がよいです（**図2**）。

そのベースになっているのが、やはり長年続けてきた「人間力教育」だと思います。この魅力ある人材を育てる風土が、さらなる人材を呼び寄せていることは間違いないと思います。

そして、歯科衛生士学校の先生方に、卒業生が辞めずにずっと勤務し続けていることを伝えると、「あの子、まだがんばってくれているのですね！」と、とても喜ばれます。もちろん、最初は実績も何もないところからのスタートでした。歯科衛生士学校から預かった新人が、どうしたら育ってくれるだろうかと試行錯誤しながら、環境の整備に努めました。そうした地道な努力が実を結び、実習施設に選ばれ、その後の新人採用に繋がっていったのだと思

います。良好な関係にある歯科衛生士学校からの新卒採用が、当院の"源泉"となっています。

自分にできない歯科衛生士教育

加えて、求人の際に大切なのは「教えてくれる環境」づくりです。いまの学生は"教えてもらって当たり前"という意識があり、昔からは様変わりしていると感じます。

私たち歯科医師は治療の技術指導はできますが、歯周治療の指導、たとえばシャープニングなどは学生のときに習った程度で、きちんと教える技術をもち合わせている歯科医師は多くはないでしょう。

そこで、フリーランスの歯科衛生士の先生に指導していただき、院内環境を整えました（図3）。当時はスタッフにとってたいへんな時期だったと思いますが、よく耐えて頑張ってくれたと思います。

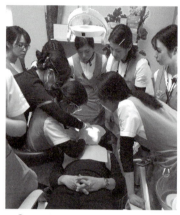

図❸　院内研修の様子

同期の重要性

自院の改革というたいへんな時期を乗り越えられた要因として、同期の存在が大きかったようです。院内研修の導入を決めたときには、同期で3名の歯科衛生士がいました。「3人いたから頑張れた！」ということを、後になって知りました。やはり、気軽に相談し合える相手がいることが、女性の職場には大切な要素だと感じます。

この経験をもとに、採用時にはできるだけ2人同時に採用することを心がけています。

患者さんからスタッフに！

歯科衛生士学校在学中にアルバイトとして勤務していたスタッフが、当院に入職してくれました。実は、このスタッフはもともと当院の患者さんでした。小さいときから通院していて、そのことで歯科衛生士の仕事に興味を

もってくれました。その結果、ともに働くことができてたいへん幸せです。またその後も別の患者さんが歯学部に入学し、休暇中にアルバイトに来てくれています。そのスタッフも将来的に当院で働いてくれるとうれしいと思っています。このかたちが、究極の姿であると感じていましたが、本当に実現化しており、こんなに喜ばしいことはありません。

子育てが落ち着いたら、また戻って来てね！

　現在、産休を経て、育休中のスタッフが2名います。また、現在妊娠中のスタッフが2名、結婚後も勤務しているスタッフが2名います。どのスタッフも、妊娠・出産後の職場復帰を希望しています。当院の方針を理解してくれていて、風土に合った大切な人材ですので、復帰を望んでくれているのはたいへんありがたいことです。

　歯科医院は女性の多い職場だけに、結婚、出産、育児の時期が必ず訪れます。この求人難の時代で、人材が戻ってきてくれる環境づくりはもちろん、「人材の定着化」がこれからの歯科医院運営にはとても大切だと思います。

熱意あるスタッフと教育制度

歯科衛生士　**高橋佳世**

　私がむらまつ歯科クリニックに就職を決めた理由は、学生時代の臨床実習でお世話になった際に、スタッフ全員が自分の仕事に熱意と誇りをもち、生き生きと勤務する姿に感銘を受けたからです。そうした姿に憧れを抱き、その背中を追いかけたいと思い、入職を希望しました。また、スタッフ同士のチームワークもよく、他職種ともうまく連携が取れているのも魅力的で、理想の歯科医院でした。

　就職後も思い描いたとおりの職場でした。月に1度の院内研修により、技術力のみならず、人間力もレベルアップできる環境のよさに感謝しています。今後とも、「患者さんのお口の健康を維持する」お手伝いを続けていきたいと思います。

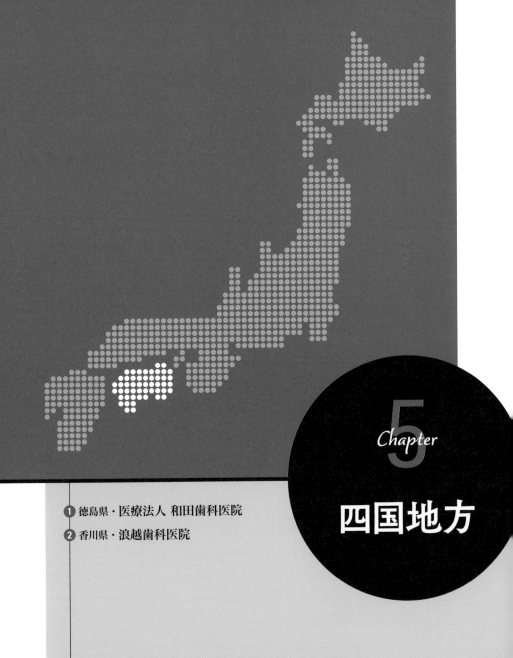

Chapter 5 四国地方

1. 徳島県・医療法人 和田歯科医院
2. 香川県・浪越歯科医院

Chapter 5　四国地方 ❶

スタッフの採用・成長は
歯科医院の成長そのもの

徳島県・医療法人 和田歯科医院

院長
和田匡史

Data
立地環境：地方の農村地帯にあり、子どもから高齢者まで幅広い年齢の方が来院する。インプラントや矯正治療のために遠方からも来院する／総面積：約281㎡（約85坪）／ユニット数：9台／スタッフの人数と内訳：歯科医師9名、歯科衛生士13名、歯科技工士2名、受付・歯科助手6名、事務5名、保育士2名、管理栄養士1名／1日平均患者数：約95名

ライフイベントによる退職への備え

　院長の悩みの多くは、人の問題であることに異論はないでしょう。ここ数年の採用難は構造的なものです。長期的にみて若年者人口の減少は疑いようがありません。こうした社会状況では、単純に採用だけを強化しても、行き詰まることは明白です。歯科医院を成長させていくためには、採用とともに、スタッフ教育などの仕組みづくり、やりがいのある環境づくりが欠かせません。

　歯科医院は、女性スタッフの割合が多い業種です。そして、スタッフ教育には膨大な時間とコスト、労力が割かれていますので、長期雇用が理想です。しかし、女性スタッフは結婚・出産・育児といったライフイベントにより、キャリアが中断してしまうことも少なくありません。しかも、自院の中心メンバーとして育ってきているタイミングで離職してしまうことも、往々にしてあります。歯科医院の多くは規模が小さいため、中心メンバーが抜けることによるダメージは大きいです。また、仕事が属人化している場合は、そのダメージはさらに大きくなります。

　安定した歯科医院運営を行っていくうえで採用は大切ですが、そもそも採用した人材がすぐに離職してしまっては同じことの繰り返しになります。遠回りに思えるかもしれませんが、地味で手間がかかっても、"守りの要素"

を固めることが大切だと、筆者は考えます。

"守りの要素"としては、まずは業務マニュアル作成による仕事の属人化の排除（図1）、院長自身が現在の労働法規の最低限の知識を学ぶこと（トラブルの多くはこの曖昧さに起因します）。そして、院内での教育システムや評価制度を、最初から完璧ではなくても、6割程度でもよいのでまずは整備することが、長期的な安定経営の基礎となります（詳細は『みんなで作ろう！ 歯科医院マニュアル ぶれないスタッフ教育をめざして』[1]を参照）。

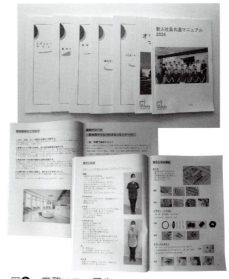

図❶　業務マニュアル

本項では、地方農村部にある当院での採用方法とともに、両輪である院内システムについて、実例を交えて紹介します。筆者自身多くの失敗を重ね、いまでも順風満帆というわけではありませんが、1つの方法として読者のお役に立てれば幸いです。

地方農村部における採用戦略

「人手が足りないし、とにかくまずは採用する」という妥協の末の採用は、必ず院長にツケが回ってきます。繰り返しになりますが、慌てて採用を考えるよりも先に、院内教育などの仕組みづくりが必要です。それが結果的にスタッフの定着や活躍を促し、さらに未来の採用にも繋がります。

地方における採用については、県庁所在地のような中心地はともかく、農村部は都会と同じ方法ではほとんど通用しません。当院は最寄りのスーパーマーケットまで5km近くあるような立地で、求人は極めて不利です。

そのうえで当院で結果が出ている方法を3つご紹介します。

① 徳島県・医療法人和田歯科医院

1. リファラル採用

　リファラル採用は、所属スタッフからの繋がりや、院長自身の繋がりによる採用です。実際、勤務医はほとんどこの方法で採用しています。

　この方法は、所属スタッフの満足度に依存します。歯科医院へのエンゲージメントがあって初めて成り立つため、既存スタッフにとって働きやすい職場環境をまずは作ることです。地方、僻地という地域的ハンデを負う場合、「就業規則の整備」、「最新の機材が揃っている」、「研修制度が整備されていて、成長しやすい」などの環境整備は、最低限必要だと考えています。

　近年、研修終了直後に当院に就職してくれた歯科医師には、1年目から保険診療であってもマイクロスコープを使用してもらっています。最初からあると当たり前に使えるようになるようで、口腔内スキャナーも同様に、スタッフはどんどん使いこなしています。

1）勤務医の採用

　毎朝行う短時間のカンファレンスや、週1回のハンズオン実習、年5〜6回の外部講師によるセミナー、月1〜2回の仲間の歯科医院との合同勉強会（現在はオンラインでの活動）も、ルーティーンとなっています。また、MID-G 最高顧問の荒井昌海先生（エムズ歯科クリニック）監修の模型実習 GP アカデミー（ニッシン）や、豚の顎を使った実習も行っています。

　このように充実した研修環境を整備することで、積極的に学ぶ意欲のある歯科医師が応募してくれます。とくに若い勤務医は、臨床力を高めることに主眼を置く傾向があります。裏を返せば、院長が臨床への熱意を失うと、このようなスタッフの採用は厳しくなります。院長自身の自己研鑽もまた、採用活動の重要なファクターなのです。

　また、近年は女性歯科医師の応募も増えたため、ワークライフバランスを考慮した勤務体制も構築しています。

2）歯科技工士の採用

　2021年春、歯科技工士を新卒採用しました。当院に専門学校の先輩がいるという安心感と、専門学校の採用担当の先生との繋がりにより、推薦していただくことができました。先輩歯科技工士が当院になくてはならない存在になっていることが、大きな後押しになったと思います。当院の歯科技工士の仕事は、デジタルによる技工が大半を占めており、そこに興味をもっても

らえたのも採用に繋がったのではないかと考えています。

　歯科技工士とは他の優れた歯科技工所の見学などに同行して、情報共有に努めています（**図2**）。最近は増員に伴いデジタルラボを新設し、外注を受ける体制を整えるなど、職場環境もさらにアップデートしています。

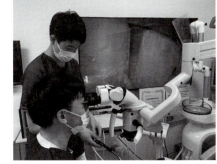

図❷　歯科技工士とともに、研修に参加

2．奨学金制度

　歯科衛生士の採用に、苦戦した時期がありました。当院には業務マニュアルがあり、それを覚えてもらうためのテストを課していましたが、そうしたテストが厳しいと受け取られたのか、数年間新卒採用ができませんでした。ただ一方で、歯科衛生士の働きぶりを見ていた歯科助手から、「私も歯科衛生士になりたい」という声が続出しました。そこで、奨学金制度を作り、キャリアアップをサポートできる制度を整えました。

　元歯科助手らは、学校帰りや週末にアルバイトとして手伝ってくれますし、無事に歯科衛生士免許を取得し、戻ってきてくれれば、一通りの院内教育をすでに受けているので、スムーズに溶け込んでくれると思います。

3．復帰しやすい体制づくり

　自院で育ったスタッフは、貴重な人材です。そこで、結婚・出産・育児といったライフイベントにより一時的に職場を離れても、復帰しやすい環境を整備するために、企業内保育所と提携しました。もともと保育園を作る構想もあったのですが、地元の同級生が近隣に企業内保育所を設立したため、提携することにしました（**図3**）。また、子どもの体調が悪いときもあるので、保育士を2名採用し、緊急時は院内で預かる体制も整えました。

　こうした施策が実を結び、歯科医師1名、歯科衛生士3名、事務2名が産休後に復帰しました。そのうち2名は2度の産休を経て復帰してくれました。復帰したスタッフはそれぞれの部門長クラスで、主要メンバーとして活躍してくれています。地方でも地域によっては待機児童の問題があるため、保育施設の充実は今後ますます必要になると思います。

①徳島県・医療法人和田歯科医院

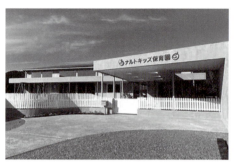

図❸　提携している企業内保育所

スタッフの負担を減らす取り組み

　人手不足が恒常化する昨今、スタッフの労働負荷低減も、院長が取り組むべき課題だと思います。当院ではコロナ禍以前より自動精算機を導入し、昼休みを確保するために外部に電話対応（IVRy）を委託するなどの取り組みを進めました。また、カルテやサブカルテをペーパーレス化することにより、朝夕のカルテ出しや電話対応時にカルテを探す必要がなくなり、大幅に業務効率の改善と労働負荷の軽減が実現しました。その結果、受付を2名体制から1名体制に変更できました。

　初期投資にコストはかかりますが、導入によって貴重な人材をTC（トリートメント・コーディネーター）業務に配置転換するなど、人にしかできない対応に集中させられるようになるのも大きいと考えます。

　また、最近よく聞かれるようになったDX（デジタルトランスフォーメーション）は、人材不足を軽減する切り札になる可能性をもっているので、偏見をもたずに積極的に取り入れていきたいです。将来的には受付業務を外部業者やコールセンター、AIアプリなどにより完結し、受付に人を配置しなくても機能する歯科医院の可能性も模索したいと考えています。

●

　歯科医院におけるスタッフ求人ツールにはさまざまなものがありますが、それらを利用しても反応が薄い場合は、前述した仕組みづくりと、リファラル採用が最も現実的かつ効果的だと思います。各院のおかれた環境によって

方策は異なりますが、何も行っていない歯科医院の採用は、今後ますます厳しくなるのは間違いないと思います。とくに歯科医院を継承することで、立地が固定化され、立地という大切な採用マーケティングを放棄せざるを得ない院長は、非常に苦労すると思います。かくいう筆者も、その1人です。

そのような状況でも、長期的に地域の健康に貢献する歯科医院であり続けるために、採用や仕組みづくりを含めて、歯科医院運営を体系的に学ぶ機会も必要です。個人で考えるのもよいですが、スタディーグループ（たとえば筆者の所属するMID-G：https://midg.jp/）に参加するのもお勧めです。筆者は当スタディーグループでおおいに助けられ、現在に至ります。困難な状況を打開するには他者の知恵を借りるのも1つの方法だと考えています。

【参考文献】
1）MID-G（監），荒井昌海（編著）：みんなで作ろう！ 歯科医院マニュアル ぶれないスタッフ教育をめざして．デンタルダイヤモンド別冊，41(3)，2016．

歯科医師として成長を感じられる教育カリキュラム

歯科医師　**川野沙織**

5年前、私は知人からの紹介で当院に入職しました。

入職時には未経験だった歯周外科治療やマイクロスコープを使った根管治療、インプラント、矯正治療などが、いまでは自分の標準治療となりました。これは入職時には想像もしていなかったことです。

院長と副院長に助けていただきながら、順を追ってトライでき、気づいたらいろいろなことができるようになっています。これが和田歯科の教育カリキュラムのすごさだと思います。

スキルアップももちろんそうですが、精神面では「スター制度」により、自分の評価が上がれば上がるほど、人間的にも成長できていると感じます。最初はすべて受け身だった状態から、少しずつ誰かに教える側になり、いまは全体を見る立場へと変化しています。

これは和田歯科でなければ得られなかった新しい自分の姿であり、そんな世界を見せていただけていることにたいへん感謝しています。

Chapter 5　四国地方❷

患者さんに長く寄り添うことに
幸せと誇りを感じる

香川県・**浪越歯科医院**

院長
浪越建男

Data
立地環境：香川県西部にある、人口約6,000人の小さな町の田園地区／総面積：約3,772.6㎡（約1,141.2坪、駐車場を含む）、歯科医院床面積 約462.8㎡（約140坪）／ユニット数：7台／スタッフの人数と内訳：常勤歯科医師1名、非常勤歯科医師5名（口腔外科医1名、矯正専門医4名）、常勤歯科衛生士6名、受付兼歯科助手4名、事務1名／1日平均患者数：約60名

住宅地　郊外　都市部　職場環境　定着　教育

開院時からの"こだわり"──質の高い院内感染防止対策

　当院は、香川県西部に位置する瀬戸内海に面した小さな町（人口約6,000人）に、30年前に開院しました。当院からほど近い父母ヶ浜は、インスタ映えのする美しい写真が撮れる「日本のウユニ塩湖」としてマスコミに頻繁に紹介されていて、連日多くの観光客が押し寄せています（**図1**）。

　開院にあたって、歯科医院設計の段階でこだわったことがいくつかありました。まず設計士に要望したのは、ゆったりとしたスペースの確保でした。次に要望したのが換気システムの充実で、新鮮な空気のなかで1日を過ごせる職場環境こそが理想と考えました（**図2**）。床面積が増え、設備の充実を図ろうとすると当然コストは膨れ上がるものです。しかし、コロナ禍においても、広いスペースの確保と換気へのこだわりが「三密回避」に役立ち、このうえない安心をもたらしてくれたと感じています。

　さらにこだわったのは、院内感染防止対策の徹底です。開院当時の一般歯科医院での消毒・滅菌への取り組み、大学病院での消毒・滅菌システムを目にしながら、院内感染防止システムを少しずつ理想のかたちに近づけるのは、難しい作業だと感じていました。

　すでに1985年には米国疾病予防管理センター（CDC）が「ユニバーサル

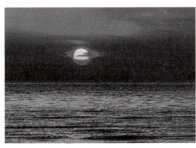
図❶ 日本一の夕日とも称される、父母ヶ浜の夕景

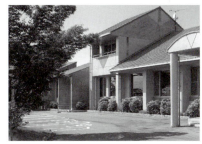
図❷ 当院の外観。手前が旧館、奥側は新館

②香川県・浪越歯科医院

プリコーション」を提唱し、その後1996年にはより質の高い院内感染予防対策としての「スタンダードプリコーション」が発表されました。

　そこで、開院当初から質の高い院内感染防止システムをつくり上げることを目標の1つにしたのです。タービンヘッド類はもちろん、バキュームやスリーウェイシリンジの持ち手の部分を多数揃え、各チェアーに口腔外バキュームを取り付け、オートクレーブを4台、ガス滅菌器、大型の超音波洗浄器を揃えた診療室で診療を開始しました。できるかぎりディスポーザブル製品を採用し、再使用が必要な器材・機器は、「スポルディングの分類」に応じて高温蒸気圧滅菌などを確実に行いました。どうしても消毒・滅菌などができないものは、防御用カバーを施しました。

　そして、手洗いや術者の防護、診察室の清掃など、決められたことをスタッフ一人ひとりが確実に実践していきました。このようなシステム下でのディスポーザブルグローブの消費量に、歯科商店の担当者は驚きの表情を浮かべていました。その後、取り組みはさらにバージョンアップし、10年前にはプラズマ滅菌器を導入しています。

　開院以来続けてきた地道な院内感染防止対策は、日常のものとしてスタッフ全員に十分に浸透しており、コロナ禍においても大きな力となりました。「ここで働いていなければ、子どもにおにぎりを握ってあげられないですよ」と笑っていた歯科衛生士たちの言葉が、院長として強く印象に残っています。自身の経験から、院内感染防止対策は、スタッフが長く勤めようと考える必須条件のように思えます。

開業してからわかったこと──予防の重要性とスタッフの力

　筆者は長崎大学歯学部歯科補綴学第二講座で、研究・臨床に携わっていました。そのため、開院当初は歯科医療においては治療こそが重要だと認識していました。しかし、歯を削り、歯内治療を行い、抜歯し、義歯を装着する日々が続き、徐々に残存歯数を減らしていく患者さんの口腔内を目の当たりにすると、自分が取り組んでいる歯科医療に対する違和感が日増しに大きくなっていきました。

　そのころ、地元の小児医療の成功例として、乳児死亡率低下のために奮闘している医師たちの姿を目にしました。また、大学の後輩から渡された米国の小児医療に関する資料を読みながら、社会の未来を担う子どもたちのう蝕予防が最優先課題であると確信したのです。このとき、すぐに頭に浮かんだのは、新潟県の集団的フッ化物洗口の成功例です。

　当時、筆者が学校歯科医を務める仁尾小学校は、市内（当時は郡内）で最もう蝕の多い学校といわれていました。そこで行政、教育機関に町内の４〜14歳の子どもたちへの集団的フッ化物洗口の導入を提案し、数ヵ月後には実施に至ることになりました。成果は周囲にも認められ、学校歯科医を務める仁尾小学校が、1999年に全日本歯科保健優良校最優秀文部大臣賞を受賞しました。さらに2011年４月の歯科健診では、６年生の51名が永久歯カリエスフリーを達成し、日本歯科医師会長賞を受賞しました。歯科衛生士たちは約20年間、毎月昼休みに小学校や幼稚園に訪れ、歯科保健指導などを行っています（図３）。

　いまでは、町内で育つ子どもたちのほとんどが、カリエスフリーで中学校を卒業していきます。その後、紆余曲折を経て、現在は市内全町の４〜14歳の子どもたちに、集団的フッ化物洗口が実施されています。筆者と歯科衛生士らは公衆衛生的施策の威力を実感するとともに、カリエスフリーで成人を迎えることは決して難しくはないと思っています。

　その一方で、開院するとすぐにわかったことがもう１つありました。それは歯周治療に関する技術や知識を身につけることの必要性です。振り返ってみると、筆者の学生時代には、歯周治療に関する教育体系が十分に整理されていなかったように思います。学生臨床実習でも、各講師が自分の好む治療

144　Chapter 5　四国地方

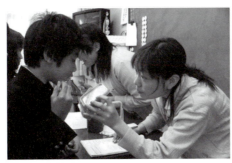

図❸　仁尾小学校で20年間毎月継続している、歯科衛生士による指導の様子（右：歯科衛生士の真鍋美幸）

法をそれぞれ指導していたため、歯周治療に関して釈然としないまま卒業を迎えました。つまり筆者は、歯周治療に関して十分な知識や技術がないまま開業したわけです。そこで「これではいけない。なんとかしなければ」と、いろいろなセミナーに出かけて学びながら、開業後2、3年間ほどは、うまくもない歯周外科治療を毎週のように行い、自己満足に浸っていました。

　そのようにして過ごしていたある日、岡 賢二先生（大阪府開業）と熊谷 崇先生（山形県開業）の症例を目にし、衝撃を受けました。歯科衛生士の歯周治療やSPT・メインテナンスの重要性、歯周病に関する確かな知識と技術を備えたデンタルチームの総合力がもたらす成果を目の当たりにした日のことは忘れません。

　しかし、目指すべき歯科医療チームとしての理想像を一緒に目にしたはずの歯科衛生士の反応は、期待したものではありませんでした。筆者が感じた衝撃や感動を熱く語っても、簡単には同じ方向へと動き出してはくれず、悶々とする日々が続きました。

　流れを変えたのは、目標となる高い技術や知識を備えた歯科衛生士との出会いです。目に見える目標というものは、前へと進む原動力となります。そして、悩みながらも患者さんに寄り添う日々を過ごし、当院の6名が日本歯周病学会認定歯科衛生士となりました。

　長い時間をかけながら、予防や歯周治療、メインテナンスなどのシステムが整っていき、ベテランたちの後ろ姿を追うように、新人歯科衛生士も入局

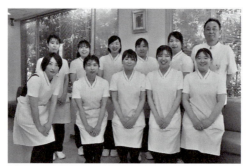

図❹ 信頼のおけるスタッフたち。10年、20年と、長く患者さんに寄り添っている

するようになりました。若い歯科衛生士にとって、身近に目標とする先輩がいることが、最も恵まれた環境だと確信しています。そして、歯科医師や歯科衛生士が十分な力を発揮するためには、心ある有能な他のスタッフたちの存在が不可欠であることはいうまでもありません（**図4**）。

当院のコア・フォーの重要性

　メジャーリーグベースボール（MLB）を見ながら、いつも思うことがあります。グラウンドでは1チーム9名の選手（DH制であれば10名）がプレーしますが、それは1つの歯科医院で働くスタッフの人数に似ています。

　MLBのワールドシリーズを連覇したり、連続してリーグ優勝するチームには、長い時間苦楽をともにしながら成長したチームのコア（核）になる4名の選手（コア・フォー）がいます。1990～2000年代にニューヨーク・ヤンキース黄金期を築いた、デレク・ジーター、マリアノ・リベラ、ホルヘ・ポサダ、アンディ・ペティットがその一例です。

　歯科医療をチーム医療と考えるならば、同じように長く勤め、苦楽をともにしたコアになる歯科衛生士が4名いれば、チームとして安定した歯科医療を提供できると実感しています。そして、やがて若手がそこに加わり、引き継いでいけることが、理想的なチーム医療の姿だと感じます。つまり、長く勤務するスタッフが多い歯科医院の価値に気づき、入局を望む理由の1つに挙げる人は、やがてコアに成長する可能性が高いといえます。

患者さんに長く寄り添うこと

　歯科衛生士の歯周治療、SPT・メインテナンスなくして、歯周病のコントロールは不可能です。このことは、患者さん自身が実感していて、歯科衛生士や他のスタッフにかける感謝の言葉にも現れているように思います。患者さんに長く寄り添える幸せと誇りを感じるスタッフたちがいて、その仲間入りをしたいという人こそが、私たちが求める人材といえるかもしれません。

安心できる院内感染防止対策下で、歯科衛生士としての成長を目指す

歯科衛生士　**真鍋美幸**

　専門学校で臨床実習に出ると、学生時代に学ぶことだけでは実際の臨床では通用しないことがすぐにわかりました。「このままではいけない」と、歯科衛生士として働くことに漠然とした不安を抱えていたころ、就職活動の一環として行う医院見学として、浪越歯科医院を訪れました。そこでは、歯科衛生士が積極的にセミナーや勉強会に参加し、臨床にその成果を活かしている姿がありました。「ここなら自分も専門職として本当に必要な知識や技術を身につけられるかもしれない」と感じました。さらに目を引いたのは、院内感染防止対策が徹底しており、患者さんはもちろん、スタッフも安心して過ごせる環境が整っていたことでした。

　実際に就職してみると、歯科医院内外で得た知識や技術を臨床で活かすには、地道な努力と時間が必要であることがわかりました。さらに長い時間をかけてわかったことは、自分一人ではなかなか達成できないことでも、同じ方向を向き、成長を目指す同僚たちがいれば、どんな難問も支え合いながら乗り越えられるということです。

　振り返ってみると、浪越歯科医院に就職してもう20年が経過しようとしています。その間2度の出産を経験しましたが、同僚たちはみな、産休・育休後の復帰を待ち望み、笑顔で迎えてくれました。

　自然にフォローやアドバイスをし合える仲間たちとともに、これからも歯科衛生士として日々向上していけたらと思います。

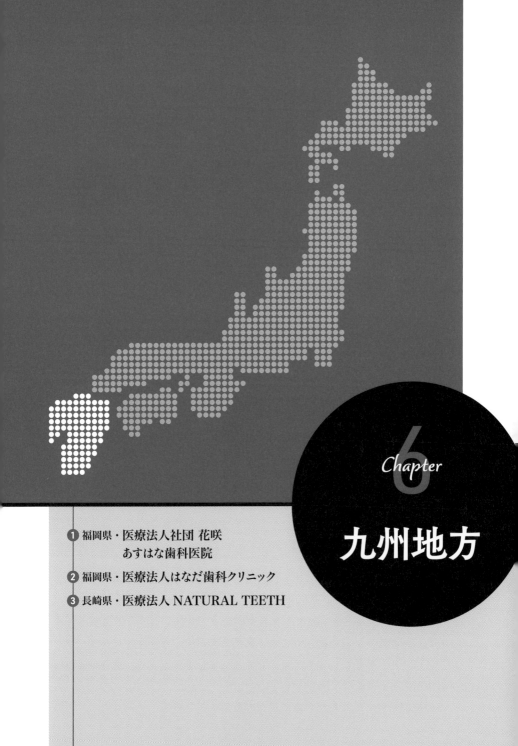

Chapter 6 九州地方

❶ 福岡県・医療法人社団 花咲
　　あすはな歯科医院
❷ 福岡県・医療法人はなだ歯科クリニック
❸ 長崎県・医療法人 NATURAL TEETH

Chapter 6 九州地方 ❶

「二次選考」で
入職希望者の適性をじっくりと確認

福岡県・医療法人社団 花咲 あすはな歯科医院

Data
立地環境：福岡市と北九州市の両方に通勤・通学ができるベッドタウン。大型商業施設もあり人口爆発が起きている新興住宅地。乳児から高齢者の方まで患者層は幅広い／総面積：約198.3㎡（約60坪）／ユニット数：5台／スタッフの人数と内訳：歯科医師2名、歯科衛生士5名、歯科助手4名、受付2名、管理栄養士1名、保育士1名／1日平均患者数：約50名

院長
中野真紀

採用基準は「キラキラ」&「幸せオーラ」

　いつも誰かが妊婦さんで、いつも誰かが育休中のあすはな歯科（**図1**）。現在は1名が育休中で、もう1名は産休中です。この現象は、当院の採用システムから生じた結果だと考えています。笑われるかもしれませんが、当院の採用最低基準は「キラキラしている方」、「幸せオーラを放っている方」です。これは、スタッフが初対面時に受けた第一印象で判断してくれています。いつしか決まったこの基準。それは、当院のスタッフ遍歴から自然発生したものでした。

常勤スタッフが同時に2名退職……

　当院は新興住宅地にあり、いまのご時世には珍しく人口爆発が起きている地域です。開院直後に求人を出したところ、子育て中のママからの応募が100%でした。パート歯科衛生士3名を採用し、常勤2名と5名体制になりましたが、開院7ヵ月が経ったころ、常勤2名が出産などにより退職しました。このころ、常勤歯科衛生士がいなくなってしまう不安で、筆者の体重は4kgも落ちてしまいました。

　この危機を救ってくれたのは、現在のゼネラル（統括）チーフです。退職

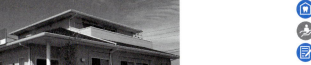

図❶　当院の外観

する2名と入れ替わるかたちで入職してくれました。当院の幹部は、ゼネラルチーフの下に各部署のチーフが3名配置されています。彼女らは、それぞれ働くママとして、過去につらい経験をしています。

前の職場でマタニティハラスメント（マタハラ）を受けて退職せざるを得ない状況に陥ったり、診療中に保育園からの「お熱ですコール」があっても早退が許されず、その後退職に至ったりと、さまざまな経験を経て、いまでは当院を支えてくれています。

筆者自身、開院時は未満児の母親であったため、開院に際して、「ママスタッフが働きやすい環境」を作ろうと試行錯誤しました。

面接後即採用だったころ

現在、採用までのステップは、①応募、②見学、③履歴書確認、④面接、⑤二次選考、⑥再面接、⑦合否決定という流れになっています。

まだこうしたステップが確立されていないころは、面接後即採用を決定していました。面接に来た方は当院を選んでくれた方なので、みんなよい方にしか見えませんでした。しかし、開業して2年が過ぎたころから、採用してもすぐに歯科助手が立て続けに辞めてしまうスパイラルに突入しました。

1人目は社会人経験のない、3人の子どもをもつ、離婚したばかりのシングルマザーでした。応募理由は「子どもたちの保険証がほしい」でした。事前に、給料の総支給額から社会保険料を引いた手取り金額を提示していたにもかかわらず、「これでは生活ができない」と訴え、あっけなく退職してし

まいました。

　次は、高校卒業後、１年ほど近隣のスーパーマーケットでクリーンスタッフとして働いていた方でした。そのスーパーマーケットでは正社員になれないという理由で、当院への転職を希望していました。初めての独身者だったので即採用したところ、「知らない人とお話しできません」と、数週間で辞めてしまいました。ちなみに、この「知らない人」というのは当院スタッフのことだったそうです。

　その他にも、中学校を卒業後、アルバイトをかけもちしながら生活してきたという30代の独身女性もいました。口癖は「お金がない」。他のスタッフには「すごーい！　金持ちー」と、何かにつけてお金に関する発言をするので、一緒にいるとこちらまで気持ちが貧しくなりそうでした。

　こうしたヘビーな採用（と退職）が立て続けに５回続きました。この時期は欠員が出たらハローワークに求人を出すという、自転車操業の求人・採用でした。こうした時期が続くと、さすがに歯科助手チームに疲れが見えはじめ、「このままでは自院が成長しない」と改革の必要性を実感するに至りました。

　まずは「そもそも、見学から面接まで１時間ちょっと接しただけで採用の合否を決めるのは、いい加減すぎたのでは？」と反省し、社会保険労務士に相談しました。そして、採用に先立ち、「二次選考制度」を作りました。

採用までの流れ

　応募があったら、必ず電話でお話しします。電話口での応対も審査基準の１つです。声のトーンやしゃべり方、受け答えなど電話中に違和感がないかをチェックします。この作業は、受付スタッフに任せています。その場で「なぜ当院を選んだのか？」と応募理由を聞いて、突然の質問にも答えられるのか、頭の回転の速さもみています。

　受付の電話審査を通過すると、次は医院見学です。来院したら、まずは見学前アンケートを記入してもらいます。あくまで見学ですので、このときに履歴書の提出は必須ではありません。アンケートには自己紹介や見学の目的などの記入項目があります。アンケート記入を含めて、１時間ほどの間に当院のシステムやルールなどを伝え、受け答えや積極性などをチェックしてい

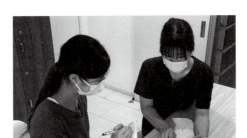

図❷　新人教育の様子

きます。

　案内係は、のちに教育係（**図2**）になる予定の、同一職種のなかで最もキャリアの浅いスタッフです。その際は必ずチーフがサポートにつきます。他のスタッフは、それぞれ自己紹介しながら軽く世間話をします。出勤中のスタッフ全員が審査員となり、見学者の様子をさりげなくチェックします。見学後、スタッフたちの合格が出て、応募者からも希望があった場合、面接に進みます。面接はゼネラルチーフと担当部署のチーフ、そして筆者が行います。

　面接合格後は3日間の二次選考を行います。この間に、採用するかどうかを判断します。初日は半日とし、2、3日目は入社した場合の勤務時間帯に来てもらいます。二次選考中に「思っていた仕事と違った」と感じた場合には、「いつでも教育係に伝えて帰ってよいですよ」と伝えています。ミスマッチだった場合、教育係の時間を取られてしまうのはもったいないので、遠慮なく申し出てもらいます。この二次選考を導入してからは、数ヵ月で退職するスタッフはほとんどいなくなりました。ちなみに、1日目の帰り際「楽しかったです。明日もよろしくお願いします！」と元気に帰宅したのに翌日無断欠勤し、その後も連絡がつかず……といった応募者もいました。選考期間の大切さを感じます。

動画マニュアルの活用

　当院では4年ほど前から動画マニュアル「soeasy buddy」（soeasy）を導

入しています。

二次選考のスタートは、その日に行うことを予習するため、まずは全職種共通の「清潔不潔・滅菌ルール」の動画を見てもらいます。動画を見た後、滅菌チーフがつきっきりでユニットの拭き上げ方法や、診療終了後の器具の引き上げ方法などを仕込みます。滅菌に関しては当院の要であるため、滅菌チーフが教え、スタッフ間で少しのズレも生じないシステムにしています。それに合格したら、次の動画は「プラークチャートやP検査などの入力方法」や「あすはなルール」です。その後は職種別に具体的な教育へ進みます。

soeasy buddy を導入する前は、二次選考中はおもに見学をしてもらっていましたが、いまでは「動画→教育→実践」とすることで、入職時にはすでに身についていることもあり、即戦力となるので、とても重宝しています。

雇用契約時の念押し

3日間の二次選考を経て、最終面接を行います。その場で雇用契約書に記載する内容、たとえば、入社日や仕事内容の確認、給料、交通費などを一緒に決定していきます。「あすはなルール」、つまりスタッフとしての義務の確認も再度行います。

また、試用期間の3ヵ月間は毎日新人日誌を提出することや、休むときのルール、カンガルー出勤（子ども同伴出勤）、病児保育やエステ・マッサージ補助などの福利厚生の話もしておきます。このときに必ず、「あなたの平常心があすはなの財産です」と伝えています。仮にプライベートで心配事や揉め事を抱えている場合は仕事に集中できる環境にないので、「もしそのようなことがあれば、環境を整えて改めて応募してください」と念を押します。子どもがいる場合には「ママ業が最優先。ママ業が疎かだと急に欠勤するなどイレギュラーなことを起こしやすく、他のスタッフに迷惑をかけたりして、お仕事が続きませんよ」とも伝えています。

そして後日、社会保険労務士が作成した雇用契約書を交わします。そのとき、正社員であれば、歯科医師国保代や厚生年金のなどの社会保険料の話と手取り額の概算、パートであれば雇用保険料の金額などを説明し、納得してもらったうえで最終的に雇用契約書にサインし、入職してもらいます。

こうしたシステムができ上がるまでは、新人の採用にストレスすら感じていました。しかし、いまは違います。幸せオーラを放つキラキラした新人から、既存のスタッフもよい影響を受けています。本項が読者のみなさんの参考になれば幸いです。

歯科衛生士としてレベルアップできる環境

歯科衛生士　**次郎丸里佳**

　私が当院に就職を決めた理由は、小さな子どもから高齢者まで幅広く診療していて、さまざまな分野が学べると思ったからです。

　私はもともと歯科訪問診療や口腔外科に興味をもっていました。当院では両方とも行っているので、しっかりと学ばせてもらっています。

　就職してからは、矯正治療や歯周治療についても詳しく学びたいと思うようになりました。歯周病が全身疾患ともかかわっていることを知り、私も患者さんの「お口のメインテナンス」に携われることに、すごくやりがいを感じています。それだけではなく、毎月第1金曜日に矯正治療の症例発表を行っています。さまざまな意見交換の場でもあり、知識が増える大切な時間です（下図）。

　私の目標は、先輩方のような歯科衛生士になることです。そのために、日々の診療で学んだり、質問をしたりしてレベルアップを目指しています。

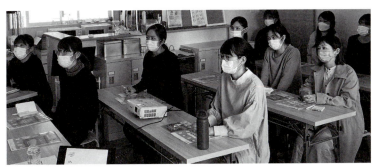
▲さまざまなテーマの院内勉強会が定期的に開かれている

① 福岡県・医療法人社団 花咲 あすはな歯科医院

Chapter 6 九州地方 ❷

調和を大切にしたスタッフ採用が歯科医院を安定化させる

福岡県・医療法人はなだ歯科クリニック

Data
立地環境:博多駅から快速電車で約10分、JR大野城駅前にある住宅地。保育園を併設し、乳児から高齢者まで幅広く来院/総面積:歯科医院 約198.3㎡(約60坪)、保育園 約132.2㎡(約40坪)/ユニット数:10台/スタッフの人数と内訳:歯科医師6名(訪問専任2名)、歯科衛生士11名(訪問専任4名)、歯科コーディネータ・受付7名、保育士4名、滅菌専任スタッフ5名/1日平均患者数:約90名

院長
花田真也

マネジャー
井吉美香

🏠 住宅地　　郊外　　都市部　　職場環境　　定着　　教育

　開業当初は、スタッフが突然退職することになると、慌てて求人票を出し、応募してきた方をすぐに採用するという具合のマネジメントでした。採用できるまでは人手不足になり、ろくに引き継ぎもできない状態になるので、自院全体でかなりのストレスを抱えることになりました。そうした急場しのぎで採用した方が数日で辞めてしまうこともしばしば起こり、院内の雰囲気は悪化しました。こうした悪循環を繰り返していたころは、本当にたいへんでした。

　退職すること自体は労働者の権利ですし、問題はないのですが、引き継ぎをせずに突然退職することは大きな問題です。引き継ぎが行われていないと、残されたスタッフに大きな負担をかけてしまいます。

「人が足りないから雇用」ではなく、計画的な雇用を行う

　このような失敗を糧に、退職時の引き継ぎの重要性を繰り返しスタッフ全員に説明し、退職する際には、残されたスタッフに迷惑をかけないようにお願いしています。また、中途採用者は以前勤めていた職場の影響が強く残っていることが多く、院内の調和を乱す傾向がみられるので、正社員は原則として新卒採用に限定しています。

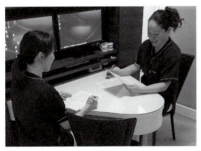 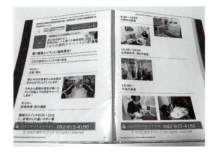

図❶　マネジャー面談　　　　　　　　図❷　歯科衛生士学校訪問時に提供する、院内紹介ファイル

　また、2ヵ月に1回、マネジャー（井吉）による面談を行っています（**図1**）。新卒は原則的に4月入社ですので、退職の意向があるスタッフには、9月くらいまでに面談の場で伝えてもらうことをルール化しています。そうすることで、来春はどの職種を何名採用する必要があるのかがクリアになり、計画的な雇用が可能になります。

歯科衛生士学校への挨拶

　歯科衛生士学校との関係を保つために、毎年院長とマネジャーが学校訪問を行っています。求人票と一緒に、自作の院内紹介ファイルを渡しています（**図2**）。以前は郵送していましたが、求人票やファイルが学生の手に届いているのかわからないため、実際に訪問して就職担当の先生に当院のアピールポイント（教育システムや滅菌システム）を伝えています。また、入社後のスタッフとの会話のなかで、学校によってはファイルが置かれていないことがわかりましたので、求人動画サイトを作り、求人票にQRコードをつける工夫を加えました。

　ファイルには、当院の紹介や取り組みの他に、スタッフの声を載せているため、卒業生の近況報告としても機能しています。

見学者の受け入れ

　見学者を受け入れる際の心構えとして、スタッフには「見学に来てくれたことへの感謝の気持ち」と「就職先として選んでほしいという気持ち」を

②　福岡県・医療法人はなだ歯科クリニック

もってほしいと伝えています。忙しい診療の合間でも、見学者に対し、一人ひとりが立ち止まって自己紹介することを徹底しています。そして、スタッフには「この見学者が就職を希望したら、一緒に働きたいと思うか？」という視点で観察してもらいます。

面接・採用

　見学後に「面接を受けたい」という連絡が入った場合、履歴書などの書類を郵送してもらいます。書類は当日持参やメールではなく、前もって郵送してもらいます。面接だけではわからないちょっとした情報が、書類からみえてきます。たとえば、連絡から書類が届くまでの時間で、すぐに行動する人なのかどうかがわかります。あるいは、書類や封筒の状態からも、丁寧な人なのか、大雑把な人なのかがみえてきます。

　書類が届いたら、御礼と面接の日程調整のため、電話を入れます。電話をすることで、第一声が感じのよい人なのか、不在の場合はきちんと折り返しの電話をする人なのかをみています。スタッフ全員が一緒に働きたいと思える人を採用するために、どんな小さな情報でも集めるようにしています。

全スタッフの声を聴く

　採否の決定に際しては、全スタッフの意向を確認します。具体的には、見学者についてどう感じたかを「○△×」で評価してもらいます。「△×」としたスタッフには、その理由を聴きます。原則として、スタッフ全員がOKしなければ、採用は見送ります。院長やマネジャーだけが面接し、採用を決めるのではなく、スタッフ全員で選ぶことで、スタッフ一人ひとりが採用にかかわっているという自覚をもつことができます。

採用に院長はかかわらない

　当院では、面接および採用の決定に、院長はいっさいかかわりません。採用が決定してから、応募者と対面します。

　これには理由があります。以前、滅菌専任のパートを募集した際、2名の応募がありました。1人は保育士の免許をもつ20代の方、もう1人は求人票に「60歳定年」と明記していましたが60歳を過ぎた方でした。

院長がスタッフに「どちらの人がよさそうですか？」と尋ねると、微妙な雰囲気になりました。さらに尋ねてみると、スタッフからは「先生はもう若いほうの人に決めているんでしょう？」というリアクションが返ってきたのです。「まだ決めてない」と伝えたところ、スタッフは口々に「60歳を過ぎた方はとても礼儀正しく、この方と一緒に働きたい」と言いました。

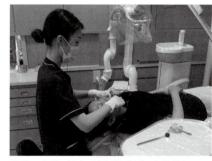

図❸　先輩（右）が後輩（左）を指導している様子

そこで、60歳定年という枠を外し、その方を採用しました。ありがたいことにその方は「喜寿までは働きたい！」という目標をもち、77歳まで勤務してくださいました。この経験から、院長が採用にかかわるのをやめました。

細心の注意を払っても、採用する時点でその方が本当に当院に合っているかは、誰にもわかりません。仮に院長が選んだ方が当院に合わなかった場合、既存のスタッフから院長に対する不満が発生し、新人を受け入れようとするモチベーションが低下します。一方、スタッフ全員で選んだ方なら、多少当院と合わない部分があったとしても、スタッフ全員でその方を受け入れようと努力してくれます。

採用が決まった後に、院長は「スタッフみんながあなたと働きたいと言ってくれました。とてもうれしいです。どうぞよろしくお願いします」と挨拶しました。

バディシステム

当院では、新人スタッフ1名に対して、先輩スタッフ1名が指導を担当するバディシステムで教育を行っています（**図3**）。

診療中は多くのスタッフが院内を忙しく行き来するため、新人スタッフは誰に声をかけてよいのかわからず、萎縮してしまいがちです。そこであらかじめバディを決めておくことで、疑問に思ったことをその場で聞いてもらうようにしました。このシステムを導入してから、新人の悩みが減ったように

感じます。

　先輩スタッフも、当たり前に行っていた業務を復習でき、どう伝えればわかりやすいか工夫することで、コミュニケーションスキルが向上します。さらに、新人スタッフが3ヵ月後、1年後の目標を達成するためにどうしたらよいかを一緒に考えることで、お互い計画性を身につけることができます。バディシステムは、新人よりも指導担当者の成長を促すものではないかと思います。

教育カリキュラム

　入社日に、教育カリキュラムを説明します。教育カリキュラムの内容は、患者誘導、患者説明、アシスタント内容、滅菌研修など、細分化されています。何をいつまでに合格したいのか、そのためにはどのような練習が必要なのかをバディと相談し、目標を立てていきます。

　入社から2週間は、先輩スタッフがどのように患者対応をしているのかをしっかりと見学してもらいます。3、4週目では先輩スタッフと一緒に診療準備を行い、先輩スタッフのアシスタントを行います。2ヵ月目からは診療の準備と診療介助を1人で行い、先輩スタッフは横についてサポートします。そうすることで、診療中でもわからないことをすぐに確認でき、間違っていることもその場で修正できます。

　3ヵ月目からは1人で予約枠を担当します。1人で予約枠を担当するようになると、わからないことやできないことが明確になってきますので、練習計画表の見直し、そして診療後、その日に担当した患者さんのカルテをバディと振り返るとともに、翌日の患者さんの予習を行います。バディとしっかりと準備をして診療に臨むことで、漠然とした不安も解消されます。

ライフステージが変化しても働き続けられる環境

　歯科医院は女性が多い職場です。結婚、子育てなどでライフステージが大きく変化します。そこで、当院ではスタッフのライフステージの変化に応じた働き方ができるような環境づくりを行っています。シフト制にすることで、人員にゆとりをもたせています。それにより、産休・育休を気兼ねなく取得できます。

2015年に事業所内保育園を当院の隣に併設し、出産後も安心して働ける環境を整えました。子どもと一緒に出退勤できますし、何よりもすぐ隣に子どもがいるという安心感は大きいと考えています（図4）。また、正社員からパートや短時間労働社員へ、スムーズに移行できる仕組みづくりも進めています。

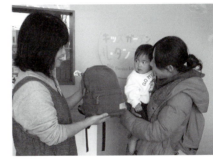

図❹　スタッフ保育

　はなだ歯科クリニックという場に集った仲間たちが幸せな人生を送れるように、当院全体でサポートしたいと考えています。

\\これが//
\\決め手//

ハイレベルな滅菌システム＆教育カリキュラム

歯科衛生士　A.Y

　2011年の新卒での就職活動中に3軒の歯科医院を見学しましたが、そのなかではなだ歯科クリニックが最も仕事をしやすそうな環境だと感じ、入社しました。

　決め手はいくつかありますが、まずは滅菌システムのレベルの高さです。患者さんやスタッフが、安心して安全な治療が行える職場環境だと感じました。

　また、教育カリキュラムがしっかりしていることも大きなポイントでした。新人のころは右も左もわからず戸惑うことばかりでしたが、スタッフのみなさんのサポートと、充実した教育カリキュラムに沿って学ぶことで、しっかりと準備をして業務を行うことができました。

　加えて、当院はスタッフ同士の仲がよく、長く働いている人が多かったことも決め手になりました。

　私はいま、ここで働けていることを誇りに思います！

Chapter 6 　九州地方 ❸

スタッフ雇用難時代に
衰退しない歯科医院づくり

長崎県・医療法人 NATURAL TEETH

Data
立地環境：2005年開業時より人口が約36％減少している僻地
総面積：180.5㎡（54.6坪）
ユニット数：4台
スタッフの人数と内訳：歯科医師1名、歯科衛生士6名、受付1名
1日平均患者数：約33名

院長
高﨑智也

自己資金ゼロどころかマイナス830万円からのスタート

　1992年に歯学部へ入学したときは驚きました。「国立大学なのに、どうしてお金持ちの人が多いんだ」と。同級生の親は医師や歯科医師、あるいは経営者が多く、家賃が高いマンションやアパートに住み、贅沢なほどの仕送り、新車を購入してもらい、アルバイトをする必要がない人も多数いました。一方の筆者は一般家庭出身で、仕送りは家賃の3万円のみ。奨学金とアルバイトで生活費を工面していました。最初に購入した車は、車検切れまで半年の10年落ちのトヨタ・カリーナ、5万円でした。2浪して入学した20歳の筆者は、入学早々カルチャーショックを受けました。

　学生時代は、歯学部のラグビー部に所属していました。入学時、現在鹿児島県で開業されている先輩の深町親之先生に、「時給の割りがよい家庭教師や塾の講師ばかりやっていると、学生のころから『先生、先生』言われる。それだとよくないので、普通の時給のアルバイトも経験しておいたほうがよい」とアドバイスをもらいました。そこで、パンの販売業、引越し業者、お化け屋敷で狼男、システムキッチンを新築物件に運び入れるトラック運転手の助手など、さまざまなアルバイトを経験しました。歯科医院経営者となったいま、アルバイトで得た経験は財産となっています。

大学卒業前に、日吉歯科診療所の熊谷 崇先生の講演を聴き、開業するなら予防を中心とする決意をしました。

　大学院修了後、自費専門の歯科医院に2年間勤務したのちに開業することになったのですが、頭の痛い問題がありました。自己資金がゼロどころか、奨学金を借りていたためマイナス830万円からのスタートを余儀なくされる状態だったのです。そんな筆者に、当時の勤務先の歯科医院に出入りしていたコンサルタントのほうが相談に乗ってくれました。そして、開院直後から患者さんに来てもらえる場所として紹介してもらったのが、現在の開業地である長崎県平戸市生月島です。

　かつては全国一の漁獲高があった島なので可処分所得が高い家庭が多く、当時の人口は約7,500人でした。それに対して歯科医院が2軒しかなく、筆者が3軒目を開業したとしても、人口比でおよそ2,500人に1軒という、都会では考えられない人口バリューがあったのが開業の決め手となりました。

最寄りの歯科衛生士学校まで田舎道を車で1時間半

　生月島は過疎化が全国平均よりも早く進んでいて、高齢者の割合も非常に高いです。そのような島で歯科衛生士を雇用するのは、至難の業です。しかし、諦めたらそれで終わりです。開業が決まってすぐに、最寄りの歯科衛生士学校（田舎道を車で1時間半）に連絡をとり、主任の先生を相手に、歯科衛生士とともに予防中心の歯科医療を提案したいと熱くプレゼンをしました。すると、前の歯科医院が合わずに辞めていた既卒者を紹介してくれました。採用面接時、彼女は「私、いつ辞めるかわかりません。それでもよいでしょうか？」と、最初から"やる気なし宣言"をしていました。

　しかし、そんな彼女は産休・育休後に復職してくれ、現在3人の子どもをもつママさん歯科衛生士として、いまでも一緒に働く当院の柱です。

スタッフが辞めないと、ノウハウが蓄積される

　当院の平均勤続年数は、2024年8月末時点で約10年です。平戸島の北西に位置する島という僻地にある当院でも、歯科衛生士は6名在籍しています（図1）。

　一般論として、スタッフが次々に変わっていると、ノウハウが蓄積されず、

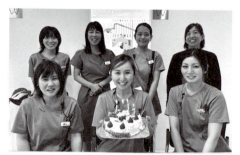
図❶　当院スタッフの誕生日会

自院が成長しません。スタッフがコロコロ変わる歯科医院の院長は「よいスタッフがいない」とぼやくかもしれませんが、きっと周りから「あなたがよい院長じゃないからだよ」と思われていることでしょう。院長は裸の王様なのです。

あるとき、ベストセラー『ゼロ秒思考 頭がよくなる世界一シンプルなトレーニング』（ダイヤモンド社）の著者として知られる、赤羽雄二さんの個別セッションを受ける機会がありました。赤羽さんからは「医師や歯科医師は、ラーメン屋の店主より経営努力をしていない。経営者としてまったくダメ。固定費が高いビジネスと意識して、そのなかで努力をする。どんなにITが進んでも歯科医療はなくならないので、努力すれば必ず報われる」とアドバイスをいただきました。これからの時代、経営努力を続けることが、スタッフを定着させるための必須条件になるのかもしれません。

デジタルトランスフォーメンションより院長トランスフォーメーション

世間ではデジタル技術を浸透させることで、人々の生活をよりよいものへと変革させる、「デジタルトランスフォーメーション（DX）」が流行しています。歯科でもデジタル機器の進化に伴い、診療スタイルが変わってきています。

こうした流れは悪くないと思うのですが、わが国の歯科界に最も必要なのは、筆者の造語ですが、「院長トランスフォーメンション（IX）」だと考えています。院長が"昭和的経営"の考え方を変えないかぎり、歯科医院は変

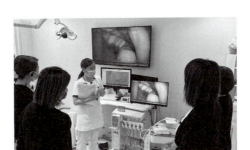

図❷　マイクロスコープを用いた症例検討会

わりません。これから少子高齢化がますます進むわが国において、現状維持の歯科医院は衰退を免れません。問題は院長のなかにあります。しかし、無意識下にあるために、本人は気づきません。気づくためには、厳しいメンターから奥底にある問題を言語化してもらう必要があります。

メンターがいないと人は成長しない

　読者の先生方に、メンターはいますか？
　世間にはさまざまな情報が溢れていますが、それを自分とフィットさせるのは容易ではありません。フィットさせるには、弱点を明確に指摘し、個々のアドバイスをしてくれるメンターが必要です。院長はお山の大将になりがちで、誰も苦言を呈してくれません。そのため、同じ失敗を繰り返してしまいます。メンターは自分のためになる人を選ぶべきで、よいことしか言わない人は適していません。
　筆者自身、開業時から2名のメンターをもつことを意識しました。同業である歯科医師の先生と、他業種の先生です。現在の筆者のメンターは、臨床応用顕微鏡歯科学会（AMD）会長の秋山勝彦先生と、エリエス・ブック・コンサルティング代表取締役社長で出版コンサルタント／ビジネス書評家の土井英司先生です。秋山先生は知る人ぞ知る、マイクロスコープ臨床の世界的第一人者です。あらゆる歯科臨床にマイクロスコープを応用されていて、筆者が目標としている臨床スタイルを実践されています（図2）。一方、土井先生は『TIME』誌で「世界で最も影響力のある100人」に選出された「こ

んまり」こと近藤麻理恵さんをプロデュースした方です。出版業界屈指の「ヒットの仕掛け人」で、現在東京と長崎県大村市の二拠点生活をされているのがご縁で師事しています。

PL思考からBS思考へ

「PLやBSって何？」と思われた先生は、経営者として失格です。PLとは「Profit and Loss Statement」の略語で、「損益計算書」のことです。1年間の売上、当期純利益を計算します。BSとは「Balance Sheet」の略語で「貸借対照表」のことです。現在の財務状況を正確に教えてくれます。これを理解すると現状を数値的に判断できるため、事前に対策を打てます。開院してから倒産または閉院するまでの、院長の通信簿となります。

出ている利益の税金を払わないために、決算前に何かを買うことで税金対策をしてきたPL思考の歯科医師は、注意が必要です。税金を払わず、利益を残さない経営は、銀行に"黒歴史"として認識されます。そのため、本当にピンチに陥ったときに、お金を貸してもらえなくなります。

売上が1億円だろうと2億円だろうと、大切なのは利益です。利益が上がっていなければ、何か起こったときにすぐに経営は傾きます。今後わが国においてもインフレや人件費の高騰が予想されていますので、経営している"箱"が大きければ大きいほどリスクは高くなります。PL思考からBS思考への転換が必要です。

スタッフのモチベーションに頼る経営は時代に合わない

独立してうまくいっている院長は、若いときにバリバリの仕事人間だったパターンが多いと思います。筆者もそうでした。つねに学び、成長を続け、きちんと仕事をした対価として治療費をもらいます。そこからさらに学びを続け、成長していくことに幸せを感じていました。しかし、幸せの定義は人によって異なることを知らなければなりません。

いまの時代、とくに若い世代は「成長＝幸せ」とは思っていません。わが国は1990年代にバブルが弾け、いわゆる「失われた30年」の間つねに不景気で、経済成長の恩恵を受けたことが一度もありません。そういう世代の人たちには、今日を無難に生きられればよいという考えがあります。

院長が「なぜ勉強をして成長しないんだ！」と考えても、スタッフからすると「なぜ成長を求められるんだ！」となり、このギャップが双方のストレスになります。いまの若い人たちは上から押しつけてもダメで、院長の価値観を変える必要があります。

　スタッフ一人ひとりに対して無理な成長を求めず、いまのままでも成果が上がるような仕組みを考えます。スタッフのモチベーションに頼る経営は、これからは難しくなっていくでしょう。モチベーションが異常に高い人は、周囲にも自分と同じようなモチベーションを求めます。そのような先輩スタッフがいると、新しく入ったモチベーションがそこまで高くないスタッフたちは、どんどん辞めていくことになります。そして、その先輩スタッフも、周囲がついてこないので、「なんで私だけ！」となり、周りを非難して辞めていきます。

　個々のスタッフの成長はさまざまで、モチベーションは移ろいやすいものです。これからは、そういったものに頼らない医院経営が必要だと感じます。

子育て中の歯科衛生士も輝ける院内システム

歯科衛生士　**横山沙織**

　私には5歳と2歳の息子がいます。2度の産休・育休取得後に復帰し、現在は時短勤務をしています。仕事と家事・子育ての両立に不安を感じる女性は少なくないと思いますが、当院では安心して出産・子育てができ、落ち着いたらいつでも戻ってこられる取り組みを行っています。

　当院は「産休・育休制度」、「診療内外マニュアル」が整備され、「お互い様の助け合い精神」が浸透しています。また、育休中でもGoogle、Dropbox、LINEなどを駆使してリアルタイムの情報共有が実践されています。そのため、現場を離れていても、いままでの復習や新たに覚えることの習得が容易で、スムーズな復帰が可能です。

　現在子育て中のスタッフが4名在籍しており、皆が"お互い様"とフォローし合いながら働くことのできる環境があるからこそ、長く歯科衛生士を続けられているのだと感謝しています。

採用難でもよい人材を確保するヒント
スタッフ採用これが決め手 Part 2

発 行 日	2024年11月1日　第1版第1刷
発 行 人	濱野 優
発 行 所	株式会社デンタルダイヤモンド社
	〒113-0033 東京都文京区本郷2-27-17 ICNビル3階
	TEL 03-6801-5810㈹　FAX 03-6801-5009
	https://www.dental-diamond.co.jp
振替口座	00160-3-10768
印 刷 所	株式会社ブックグラフィカ

落丁、乱丁本はお取り替えいたします

- 本書の複製権・翻訳権・上映権・譲渡権・公衆送信権（送信可能化権を含む）は㈱デンタルダイヤモンド社が保有します。
- JCOPY 〈㈳出版者著作権管理機構 委託出版物〉
  本書の無断複写は著作権法上での例外を除き禁じられています。複写される場合は、そのつど事前に㈳出版者著作権管理機構（TEL：03-5244-5088、FAX：03-5244-5089、e-mail：info@jcopy.or.jp）の許諾を得てください。